JN216546

Essence *for* Resident

わかる抗菌薬

天沢ヒロ

医学書院

〈Essence for Resident〉わかる抗菌薬

発　　行　2017年9月1日　第1版第1刷©
　　　　　2021年10月1日　第1版第6刷
著　　者　天沢ヒロ
発行者　株式会社　医学書院
　　　　　代表取締役　金原　俊
　　　　　〒113-8719　東京都文京区本郷1-28-23
　　　　　電話　03-3817-5600（社内案内）
印刷・製本　横山印刷

はじめに

みなさん，こんにちは！
天沢ヒロです．

「まとめてみたシリーズ」をお読みいただいた方も，そうでない方も，
今まさに読んでくださっている方も，お会いできて嬉しい限りです．

「Essence for Resident シリーズ」．
略して「ER シリーズ」は主に研修医の先生向けに作成した本で，本書
は第一弾 "抗菌薬の基礎編" になります．
存分に楽しみながら，学んでいただければ幸いです．

本書を初めとする ER シリーズは臨床向けの本です．
国試と違って，「答え」というものはそもそも存在しないため，実際に
経験したことと照らし合わせつつ，本書の内容を活かしていただければと
思います．

皆さんの成長を心から願っています．
それではお楽しみください！

2017年7月

天沢ヒロ

目次

第1章 感染症を学ぶ土台を作ろう！

第2章 抗菌薬のターゲットを学ぼう！

第3章 わかる抗菌薬

天沢が研修医時代に感じたこと

装丁・本文デザイン●デザインワークショップジン

第 1 章

感染症を学ぶ
土台を作ろう！

1 抗菌薬は思い立ったらすぐ学ぶべし!

「今」このときから変わろう

　最近，抗菌薬は学んでいて当たり前の分野になりつつあります．研修医になってから勉強を始めるのはもはや時代遅れ．多くの学生さんは，研修医になる前に抗菌薬の基本を学ぼうと動き出しているのが現状です（しかも，みんなコソ勉！　笑）．「国試が終わったら抗菌薬と輸液の勉強はしておけ！」というのは 10 年以上前からいわれていることですが，最近は「抗菌薬を知らなければ研修医になれない」くらいの勢いになりつつあります (^^;).

　でもね，そんな風に偉そうに言っている先輩たちですが，一昔前まで抗菌薬の治療は結構いい加減だったそうですよ．とりあえず◯◯系，みたいな感じで選んでいた時代もあったのですから，それに比べて今の研修医の先生は非常に優秀だと思います．

　「抗菌薬の選択は医療への姿勢をあらわす」と，偉い先生が話していたのを思い出します．そこまで大げさかどうかはわかりませんが，質の高い研修を経たかどうかは一目瞭然．とりあえず◯◯系，という出し方をする人は少数派になりつつありますから，臨床に携わっていこうと思っている人は，抗菌薬の学習は must といえます．

　非常に面白いのですが，「抗菌薬」については現場での経験値よりも，座学がけっこー大事だったりします．「手技」とか「疾患」のことって，なんだかんだ経験値が重要なウエイトを占めます．それに比べて「抗菌薬」は，十分な座学を基に経験を積む，というのが最も近道であると個人的には思うのです．

　ま，とにかくですね．**感染症はなるべく早く学ぶに限る**ってことだけわかっていてくれればいいと思います．国試対策と一緒に進めてもいいと思います．もちろん，研修医になってからでも全然遅くありません．テスト，部活，バイト，恋愛などで忙しい皆さんですが，少しでも未来への貯金をしてもらえたらなと思います．

2 本書のスタンス

簡単そうにみえるものほど奥が深い

さて，著者がそんなことをいわずとも，この本を手に取っている時点で，読者の方はやる気 MAX なんだと思います（笑）．

たくさんある抗菌薬の本から，天沢が書いた本を手にとった理由……それは，わかりやすさを求めているからでしょう？

そう．抗菌薬って最初でつまずくんですよね．正直な話，型を掴んでしまえばスイスイと理解が進むし，分厚い参考書もスムーズに読めるようになります．しかし，概要を会得していない段階でいきなり専門家が書いた本を読むと，「ま，明日から頑張るか！」と先送りしたくなるのが本音ですよね．

専門家が本を書こうとすると，どうしてもほかの専門医からの目を避けられません．臨床的にはこっちも大事だな，あっちも大事だなってやっているうちに，ものすごく分厚い本が完成します．抗菌薬の基礎を理解している人には面白い内容でも，初学者にはむしろ毒（やる気の低下，要点の不明瞭化など）だったりするものです．

感染症科的にいえば，専門家が書く本はエンピリックで，私が書く本はスペクトラムを狭めた本になります．つまり，初学者の方に絞っているので，わかりやすさ・とっつきやすさを最重視しています．ここが足りない，あれが足りないなど言い始めたらきりがありませんが，まずは基本が大切だという姿勢を崩さずにいきたいと思います．なにより読んでいて面白い本，学生さん・研修医の先生に必要な本というスタンスで書き上げました．皆さんのことを第一に考えて作ったので，ぜひとも楽しみながら読んでいってくれたらと思います．

3 感染症を学ぶ前に知っておく用語

共通言語をもっておきましょう

グラム染色

「スメア」といったり，「染める」といったりします．染まる色や形から菌を類推することが可能．主に「紫 or ピンク」×「丸 or 長方形」の計4パターンで決まります．

抗菌薬

抗生物質，抗生剤などとも呼ばれますが，一部の抗菌薬マニアからは「抗生物質」というな，と叱られます．……が，みんなが使っていて定着しているものなので，個人的にはどちらでもいいと思います．

培養

一般的に起因菌の正体を知るためのもの．血液培養，尿培養，痰培養などが代表的で，ほかにも便培養，髄液培養，関節培養，創部培養 etc…．疑った場所はとにかく採取しようと試みる心得が大切です．

de-escalation
ディ エスカレーション

抗菌薬のスペクトラムを狭めること．菌の感受性がわかった場合には積極的に行いましょう．「狭める」，「適切に使用する」ともいわれます．

第 2 章

抗菌薬の
ターゲットを学ぼう！

1 グラム陽性球菌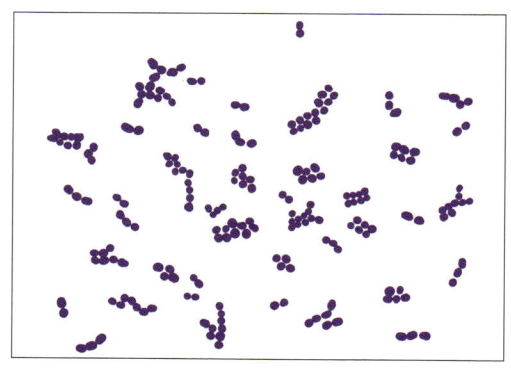

GPC＝紫色×丸い菌は3つの括りで

　はじめは微生物学の復習になってしまいますが，グラム染色での見え方に沿って学んでいきたいと思います．学ぶコツとしては，最初から細かいところを覚えようとしないこと！　感染症は細菌⇄抗菌薬⇄疾患を無尽に往復することによって徐々に身についていくので，初学者はまずイメージをもつことを優先して欲しいと思います．

　下のイラストはグラム陽性球菌（GPC：Gram Positive Cocci）です（図2-1）．グラム陽性＝紫色，球菌＝丸いです．イラスト!? って思うかもしれませんが，イメージをもつためには効果大です．実物は，実際に働き始めてからたくさんみればいいので，まずは特徴を頭に叩き込むのが先になります．逆に，実物1つを頭に叩き込んでしまうと応用が効かなくなってしまうので，本書ではイラストメインでいきたいと思います．

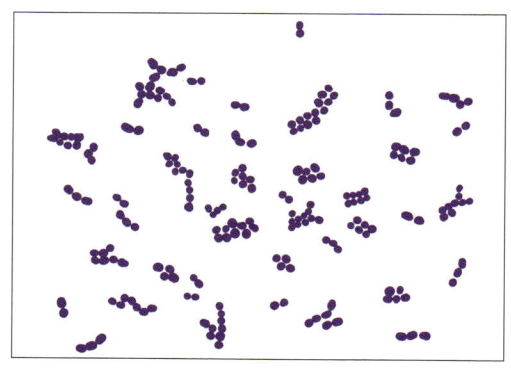

図 2-1　グラム陽性球菌

　さて，グラム染色で図2-1のようなグラム陽性球菌を見つけたら，まずは3つの菌を考えて欲しいと思います．

重要 👆 **グラム陽性球菌（GPC）といえば 3 つ**

▶ *Staphylococcus*　スタフィロコッカス
▶ *Streptococcus*　ストレプトコッカス
▶ *Enterococcus*　エンテロコッカス

英語で面くらった人もいますかね（笑）.「感染症」という分野は他のところに比べて英語圏の文化が強く，ある程度は英語も交えて勉強したほうが後々ラクです.もちろん,「マニアック！」みたいなものは載せていません.非感染症科医でも知っておくべきだろうと思われるところだけを英語にしました.どうしても英語アレルギーのある人は日本語だけでも OK ですけどね（笑）.

それじゃ, 1 つずつみていきましょう！

Staphylococcus ブドウ球菌

スタフィロコッカスは**ブドウ球菌**のことであり，さらに 2 つに分けられます.

重要 👆 **Staphylococcus といえば 3 つ**

▶ *S. aureus*　黄色ブドウ球菌
▶ MRSA　メチシリン耐性黄色ブドウ球菌
▶ CNS　コアグラーゼ陰性ブドウ球菌

S. aureus 黄色ブドウ球菌

成書をみてみると，黄色ブドウ球菌は皮膚軟部組織感染症，肺炎，腸炎，感染性心内膜炎，髄膜炎，術後感染などなど，さまざまな疾患の原因

になると出てきます.

　これが，感染症を苦手と感じてしまう根源的なところです．どの菌がどの疾患を起こすという知識は確かに必要なのですが，最初からやるとドツボにハマってしまいます（無味乾燥な暗記ほどつまらないものはないし，すぐ忘れちゃうよね……）．なので，最初は思い切って覚えなくていいです．感染症の全体像がみえてきたら，1つずつ暗記していけばいいでしょう（というか，自然と覚えてしまいます）．

　現場でも「先生，黄色ブドウ球菌に感染しました！」なんて患者さんは来ません（笑）．実際の診療では，症状→疾患→細菌という順番で考えていくので，**どの細菌がどんな疾患を生じるかというのは本来と逆の視点であり，どちらかというと微生物学的な視点なのです**．

　なので，どの細菌がどんな疾患を起こすかというよりも，**まずは菌のイメージをもつことが先決**です．イメージをつかみ疾患をおさえたうえで再び菌のことを学ぶと，あら不思議．知識が有機的につながる瞬間が必ず訪れます．

　黄色ブドウ球菌は，あらゆる臓器に感染し，非常にしぶとい菌であると覚えておくといいでしょう.

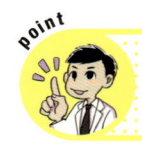

point

黄色ブドウ球菌
→しつこい！どこにでも現れるストーカー的菌！

MRSA メチシリン耐性黄色ブドウ球菌

　あ，そうそう．どこかで「MRSA」って聞いたことありませんか？MRSA とは **M**ethicillin-**R**esistant *Staphylococcus* *Aureus* の頭文字をとったもので，メチシリンの効かない黄色ブドウ球菌ってことです．メチシリン？？と思ったと思いますが，もう使われていない抗菌薬なので具体

的なイメージがつきません．なので，**通常の抗菌薬が効かない黄色ブドウ球菌**と覚えましょう．**これ専用（MRSA 専用）の抗菌薬もある**ので，そう覚えるほうが合理的です．

あらゆる臓器に感染し，非常にしぶとい菌であるのに加えて，通常の抗菌薬も効かないって……，**超厄介**なのがわかりますね！

ちなみに通常の黄色ブドウ球菌は，MSSA と言ったりします．2 番目の「S」は Sensitive の頭文字で，感受性がある（≒抗菌薬が効く）ってことを意味しています．

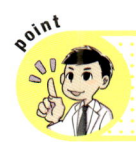

MSSA →通常の抗菌薬でやっつけられる黄色ブドウ球菌
MRSA →通常の抗菌薬ではやっつけられない黄色ブドウ球菌

CNS コアグラーゼ陰性ブドウ球菌

Coagulase-Negative *Staphylococcus* の略です．黄色ブドウ球菌はコアグラーゼ（酵素によるバリア）を持っているのですが，コアグラーゼを持っていない（酵素のバリアがない）ブドウ球菌を CNS として区別します．グラム染色での見た目は同じですが，皮膚に常在している菌であり，通常あまり悪さをする菌ではありません．

では，この菌はなにが問題になるかというと，コンタミを起こすという点です．コンタミは contamination の略．感染症を疑うときには，相手（細菌）の正体を知るために，感染巣の培養を提出します．その代表格が血液培養です．それの採血をする際に，皮膚に常在する CNS が混じってしまい，培養で CNS が生えてしまうことがあるのです．

なので，血液から CNS が出た！ と言っても，採血が下手だったんじゃないの？ と思われるだけかもしれません（^^;）．そのため，血液培養を採るときには，**皮膚表面をよく消毒して無菌操作で採血することが望ましい**

とされています.

　血液培養は原則２セット（４本）採るのですが，そのうち３本以上から出たら本物かな？　と考えます.　逆に１本のみだと説得力はぐっと落ちますね.　CNS も時々病気の原因になることがありますが，それについてはやや応用編になってしまうので,『使いこなす』編でお話することにしましょう.

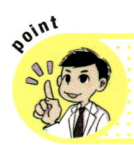

CNS →コンタミの原因になる菌！

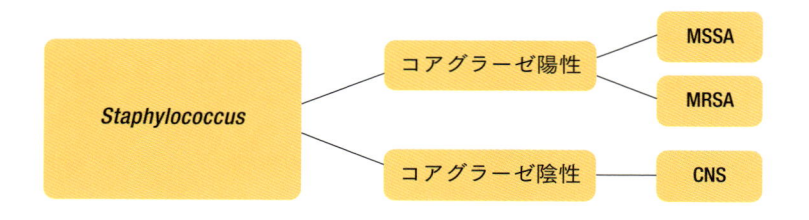

コアグラーゼってなに？

　コアグラーゼとは，凝固因子であるフィブリンを析出させる酵素です.　これをもつ黄色ブドウ球菌は自分の周りにフィブリンを析出させることで，免疫に対するバリアーをはります.　だからこそ，黄色ブドウ球菌はしつこい！　とも言えます.　なかなか抗菌薬も届かないため，通常よりも少し長めの治療期間が必要になる理由も納得でしょう.　われわれの目に見えない世界でこういった攻防戦が行われていることを想像すると，なんだか不思議な気持ちになるのは私だけでしょうか.

Streptococcus レンサ球菌

　続いて，グラム陽性球菌の2つ目であるストレプトコッカスについて．なぜこのように階層を分けて覚えてもらっているかというと，3つくらいのほうがインプットしやすいという理由もあるのですが，後ほど学ぶ**グラム染色で区別をつけることが可能だから**です．詳しくは『使いこなす』編で学ぶことにします．

> 重要 👆 *Streptococcus* といえば **3**つ
>
> ▶ A群β溶連菌
> ▶肺炎球菌
> ▶緑色レンサ球菌

Group A ß-hemolytic streptococcus A群β溶連菌

　「溶連菌」といえば，一般の人でも知っていますね．「高熱が出て，のどが痛い」→病院に行って喉の検査をちょいちょいとされる→抗菌薬を飲むという経験がある人もいるでしょう．

　ウイルスが原因のいわゆる"風邪"なら抗菌薬は不要ですが，**溶連菌が原因の咽頭炎なら抗菌薬の適応**です．また，A群β溶連菌は抗菌薬の感受性が非常に良いため，培養の感受性を確認せずとも，決め打ちで抗菌薬を選択してOKな菌なのです．

　咽頭炎以外に，皮膚軟部組織感染症，丹毒，猩紅熱なども起こします．あまり聞き慣れない疾患で気になったものもあったかもしれませんが，ここは華麗にスルーを．これらの疾患は，枝葉の先のようなものなので，まずは土台作りに専念していきましょう．焦らない焦らない(^^)．

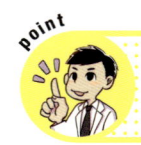

point

A 群 β 溶連菌→咽頭炎の原因菌として重要！

A もあれば B もある

予想した読者の方もいるかと思いますが，A があるので B 群 β 溶連菌という細菌もいます．別名アガラクチア菌と言われ，臨床では略してGBS と呼ばれています（A 群 β 溶連菌は GAS って呼ばれます）．

GBS は女性の腟に常在しており，産道感染で新生児の髄膜炎，肺炎，敗血症の起因菌となります．なので，妊娠中に発見されれば分娩前に抗菌薬を使用して，赤ちゃんへの感染を予防します．

しかし，絶対に覚えていなくてはいけない菌ではありません．国試では出題があるので覚えなくてはいけませんが，実際には，産婦人科医もしくは小児科医でなければほとんどお目にかからないからです．知っておいてもいい，くらいですね．ちなみに C 群 β 溶連菌もいます．

それから，後半の「β」ってのが気になる人もいるかと思いますが「α」や「γ」もあります．こちらは培地での溶血の有無の違いで分類されています．微生物学に進もうと考えている人は覚えておいた方がいいかもしれませんね．より詳しいことは微生物学の教科書を開くといいでしょう．著者はあまり興味がないところなので，このくらいで勘弁してください（笑）．

S. pneumoniae 肺炎球菌

　肺炎球菌は医療者では知らない人がいないくらい有名な菌です．その名の通り，肺炎の主な起因菌として超有名です．他にも，中耳炎，副鼻腔炎，髄膜炎の原因であり，よく登場する菌です．

　これらは臨床で非常に重要かつ基本となる疾患ばかりなので，例外的に最初から全部暗記しておきたいところです．ただやはり，これらの疾患を知らずして闇雲に覚えても仕方がない＆面白くないので，ここではまず次のようなイメージを持っておくと良いでしょう．2周目に入ったときには，疾患名を挙げられるようになってくださいね．

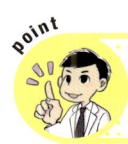

point

肺炎球菌→横隔膜より上の臓器に感染を起こす！

Viridans streptococcus 緑色レンサ球菌

　培地で緑色の溶血をきたすことから，このような名前がつけられたそうで，口腔内に常在する菌です．この菌で覚えて欲しいのはただ1つ！ 感染性心内膜炎の起因菌になるということです．

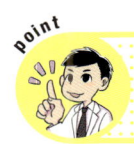

point

緑色レンサ球菌→感染性心内膜炎を起こす代表的な菌！

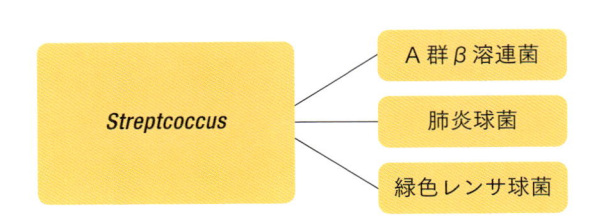

Enterococcus 腸球菌

　グラム陽性球菌もいよいよ最後の3つ目！ 日本語では腸球菌といい，腸管に常在する菌です．通常であれば病原性は低いので問題にはなりませんが，何らかの原因で易感染性状態になると尿路感染症，感染性心内膜炎，腹腔内感染症，髄膜炎の原因になります．

　このように，本来病原性が低い菌によって生じてしまうものを日和見感染と言います．健康な人からこの菌が見つかってもほとんど気にしませんが，今にも死にそうな重症な人や免疫不全の人からこの菌が生えると「げっ！」とマジで焦ります（^^;).

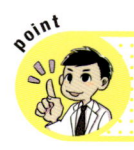

point

腸球菌→日和見感染の代表的な菌の1つ

グラム陽性球菌まとめ！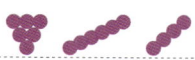

　最初から覚えることが多いように感じたかもしれませんが，グラム陽性球菌は感染症を学ぶうえでコアになると言っても過言ではないところです．ですが，疾患の羅列をただ暗記することをやめるだけで，だいぶ頭のなかがスッキリしたんじゃないでしょうか？

　覚えることを限定することは決して悪いことではありません．特に初学者のうちはなおさらです．煩雑な知識を複数インプットするよりも，まずは将来応用の効く土台作りが最も大切だと著者は考えています．

　次の表をパッと頭のなかに浮かべられ，それぞれの菌のイメージを言えるようになったら，グラム陽性球菌については合格です．合格した方のみ，次の頁に進んでください．

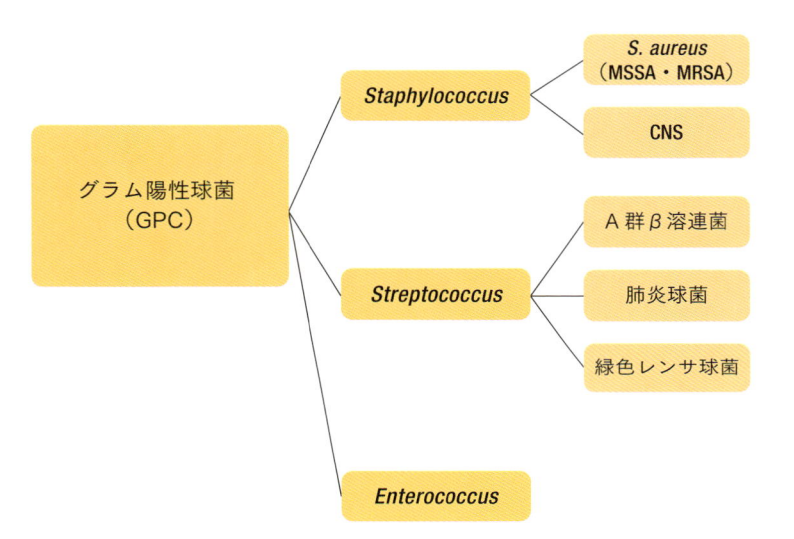

2 グラム陽性桿菌

GPR＝紫色×細長い菌はカタカナ5文字を3つ

　さて，続いてはグラム陽性桿菌（GPR：Gram Positive Rods）です（図2-2）．こんなことを言うと偉い人に怒られそうですが，**肩の力を抜いてOKなところ**．臨床的には珍しい菌が多く，個人的には2周目に余裕がある人だけ覚えてくれればいいと思っているくらいです．

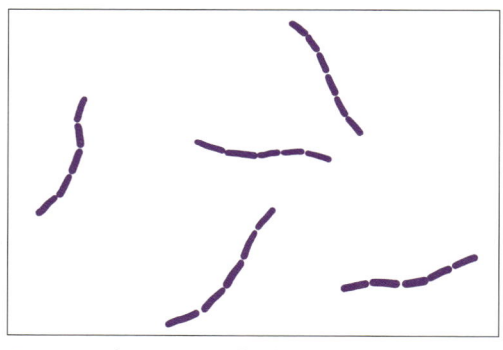

図 2-2　グラム陽性桿菌（GPR）

重要 👆 **グラム陽性桿菌**といえば **3**つ

▶ジフテリア
▶リステリア
▶ノカルジア

C. diphtheria ジフテリア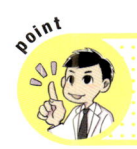

　小児（特に 6 歳以下）の咽頭炎の起因菌になります．ただ，今の時代は DPT ワクチンが義務化されているので，小児科医ですら一生に一度みるかどうかくらいレアな疾患です．

　さて，ただの咽頭炎ならノーマークでもいいのですが，ジフテリア咽頭炎は**偽膜**と呼ばれる壊死組織を形成し，ときに気道を閉塞してしまうことがある恐い疾患なのです．子どもの咽頭炎をみたら，ワクチン接種を定期どおりに打ったかどうかは必ず聞いておきたいですね．

> **point**
>
> ジフテリア→子どもにこわーーい咽頭炎を起こす．

Listeria リステリア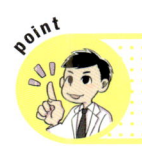

　細かいこと抜きで，この菌でおさえておいて欲しいことはただ 1 つ．髄膜炎の起因菌になるということ．かなり稀＋日和見感染でありますが，抗菌薬の選択が異なるので，50 歳以上の髄膜炎では最初からリステリアのカバーが必要と言われています（髄膜炎は一刻を争う病気なので）．とにかくまずはこれだけインプットしておいてください．髄膜炎のところで，また登場します．

> **point**
>
> リステリア→ 50 歳以上の髄膜炎で必ず考慮に入れるべし！

Nocardia ノカルジア

土壌に生息している菌で日和見感染の1つになります．免疫不全者では土いじりがリスクとなり，肺や皮膚に膿瘍を形成する菌です．変な肺炎をみたときには，鑑別に挙げたい1つです．

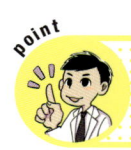

point

ノカルジア→日和見感染で肺や皮膚に膿瘍を形成する

こんなところです．ま，初学者であればリステリアくらい覚えてくれればいいんじゃないかなーって感じです．

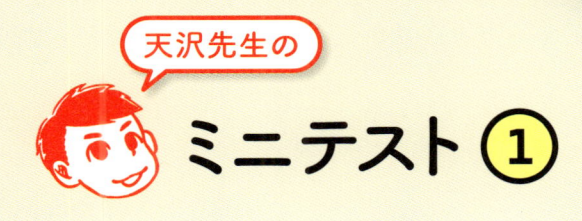

天沢先生の

ミニテスト ①

問1 グラム染色でみえる代表的な4つの種類を構成する組み合わせを答えよ．

答 色×形（2×2種類）

問2 グラム陽性球菌の代表的な菌をすべて答えよ．

答 黄色ブドウ球菌，CNS，
A群β溶連菌，（GBS），肺炎球菌，
緑色レンサ球菌，腸球菌

問3 コアグラーゼ陽性かつ通常のペニシリン系耐性の菌の名前を英語（フルスペル）で答えよ．

答 Methicillin-Resistant
Staphylococcus aureus

問4 CNSによる菌血症と考えづらいのは，血液培養が何本以下しか生えなかったときか答えよ．

答 1本以下

問5 急性咽頭炎でまず考慮すべき菌と致死的な菌を1つずつ答えよ．

答 A群β溶連菌 / ジフテリア

問6 肺炎球菌が起こす代表的な疾患をすべて答えよ．

答 肺炎，中耳炎，副鼻腔炎，髄膜炎

問7 感染性心内膜炎を起こす代表的なグラム陽性菌をすべて答えよ．

> **答** 黄色ブドウ球菌，緑色レンサ球菌，
> 腸球菌

問8 髄膜炎を起こす代表的なグラム陽性菌をすべて答えよ．

> **答** 黄色ブドウ球菌，肺炎球菌，
> 腸球菌，リステリア

問9 ステロイド使用者の肺炎で，グラム陽性桿菌が見えたときに考慮すべき菌を答えよ．

> **答** ノカルジア

Amasawa's advice

問1：「紫 or ピンク」×「丸 or 長方形」の4パターン．
問2：大きく3つを想起し，そこからさらに分岐するのがポイント．
問3：ただ単に暗記するのではなく，理解して覚えておこう．
問4：多いほど説得力は上がります！ もちろん臨床像も大切．
問5：多くはウイルス性だけどね！
問6：これを丸暗記してもいいくらい価値があるぞ！
問7：感染性心内膜炎の多くはグラム陽性球菌によって起こります．
問8：リステリアを忘れずに答えられました？
問9：抗菌薬の選択も全く異なるので，必ず知っておくべき知識！

3 グラム陰性球菌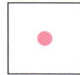

GNC＝ピンク色×丸い菌は3つの検体で

　著者はグラム陰性球菌（GNC：Gram Negative Cocci）をグラム染色でみつけるとテンションが上がります（図2-3）．というのも，鑑別が容易だから．

　グラム陽性球菌だと形態や臨床所見から菌を推定していく必要があります（これについては『使いこなす』編で学びましょう）．それに比べてグラム陰性球菌の場合は，どの検体で見えたかでほぼ決着がついてしまうのです．

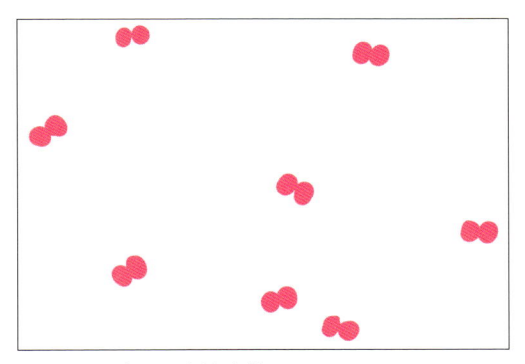

図2-3　グラム陰性球菌

重要 👆 **グラム陰性球菌といえば3つ**

- ▶淋菌
- ▶髄膜炎菌
- ▶モラクセラ・カタラーリス

N. gonorrhoeae 淋菌 ●●

尿からGNCが出たらこれ．一般の人が「せいびょーせいびょー」いっているやつですね．尿道炎，子宮頸管炎，稀に多関節炎を起こします．

ときどき咽頭炎の原因になることも．なぜでしょうか……？ 皆さんの豊かな想像力にお任せしておきましょう．

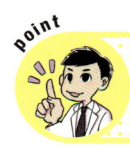

N. meningitidis 髄膜炎菌 ●●

髄液からGNCが出たらこれ．その名のとおり，髄膜炎はもちろん，敗血症を起こしDICや副腎不全を合併しやすいことでも有名です．

救急外来で点状出血を主訴に来院した中年女性．ITPかな？ と思い採血をしようと準備をしていたら，目の前で急に発熱と嘔吐．みるみるうちに意識もなくなり，ショック状態になりました．

「やばい髄膜炎菌かも！」とすぐに行動できたため患者さんは一命を取り留めましたが，知らなかったら怖かったな～と思った瞬間です．いざというときに役立つ知識を出せるかどうかは，コツコツ勉強を積み重ねたかどうかにかかっています．どんなことでもそう言えますが，知らなければ決して診断はできませんよ！

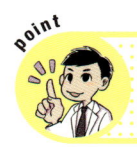

Moraxella catarrhalis モラクセラ・カタラーリス ●●

喀痰から GNC が出たらこれ．COPD など慢性肺疾患が既往にある人に，肺炎を起こしやすい菌の１つです．ほかに中耳炎や副鼻腔炎の原因になることも．なんとなく，肺炎球菌に似ていますね．

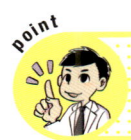

point

モラクセラ・カタラーリス→肺炎球菌に類似する！

---

column

覚えるのは３つくらいがちょうどいい

著者個人の好みが大きいですが（笑）．１つの項目で覚えるのには，３つくらいがちょうどいいように思います．拙書である「まとめてみたシリーズ」（医学書院）でも，このスタンスを大切にすることでずいぶん好評をいただくことができました．賢い皆さんにはあえて申し上げる必要はないのかもしれませんが，本当の意味で身につけるためには反芻することが必須です．本書をただ読んだだけでは学習効果は 1/4 程度に過ぎません．お風呂に入っているときでもいいので，「グラム陽性球菌といえば３つ」など声に出したりして，アウトプットの鍛錬を積むことも重要です．

4 グラム陰性桿菌

GNR＝ピンク色×細長い菌は3つのグループで

　さて，グラム陽性球菌と同じくらい大切な，グラム陰性桿菌（GNR：Gram Negative Rods）について学んでいきましょう（図2-4）.

　グラム陽性球菌とは違い，菌の種類が豊富なので1つずつ鑑別に挙げて検討するのは非合理的です．そもそも，菌の多さに嫌気がさしてしまうことでしょう．そのため，最初から全部を覚えようとはせずに，**大きな枠でとらえる**ことをオススメします．

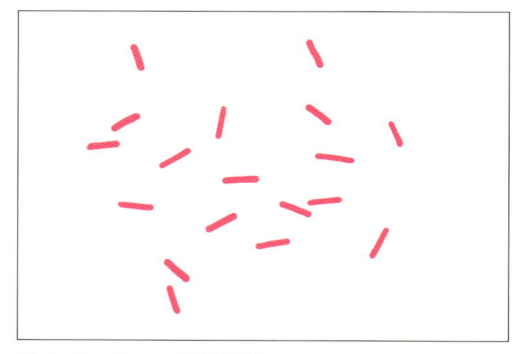

図2-4　グラム陰性桿菌

　以下は著者オリジナルの覚え方ですが，引き出しやすいよう工夫しましたので，ぜひ参考にしてみてください.

重要 🖐 **グラム陰性桿菌といえば3つ**

▶①肺炎グループ
▶②腸炎グループ
▶③パピプペ千葉グループ

①肺炎グループ

グラム陰性桿菌の肺炎グループはさらに3つに分けられます．臨床的に重要な菌ばかりなので，気合いを入れて覚えましょう！

重要 👆 **肺炎グループといえば 3 つ**

▶インフルエンザ桿菌
▶レジオネラ
▶クレブシエラ

H. influenzae インフルエンザ桿菌

鼻咽腔に常在する菌です．肺炎以外に，中耳炎，副鼻腔炎，髄膜炎の起因菌になります．これって何かの菌にすごく似ていませんか？？ …そう，グラム陽性球菌の肺炎球菌にそっくり！ 覚えやすいですね．

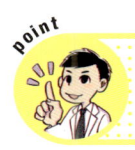

point

インフルエンザ桿菌→肺炎球菌に類似！

Legionella レジオネラ

国試では「温泉」がキーワードですね．急速に進行する＆致死率の高い肺炎を起こすことで有名で，意識障害，低 Na 血症，消化器症状など多彩な全身症状を合併することも特徴的です．ちなみに通常のグラム染色では染まらず，**ヒメネス染色**という特殊な方法が必要になります．

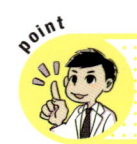

point

レジオネラ→肺炎だけでなく全身症状をきたす！

Klebsiella pneumoniae クレブシエラ

　別名，肺炎桿菌といわれています．アルコール多飲者，喫煙者，糖尿病患者に肺炎を起こしやすいため，問診で生活歴を聴取することが重要なのも納得していただけるでしょう．この菌による肺炎は**劇症化しやすい**のが特徴的です．ほかに，**尿路感染症**，**腹腔内感染症**の原因にもなることも．

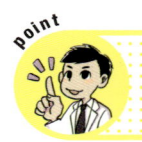

point

クレブシエラ→生活習慣に問題がある人に肺炎をきたす！

②腸炎グループ

　腸炎を起こす菌のほとんどがグラム陰性桿菌です．ただし，実際の臨床では鑑別が難しいことも多く，ほとんどが抗菌薬フリーであるため，全部暗記しようと思わなくて大丈夫です．

　さて，まずは小腸型，大腸型，海外渡航歴の３つに分けていきます．絶対ではないですが，**小腸型は嘔気・嘔吐や下痢症状がメイン**で，**大腸型は発熱や腹痛がメイン**となります．日本ではほとんど感染しないものを**海外渡航歴**として別枠にとらえておきましょう．こうしておけば，鑑別すべき菌の数を減らすことができ，残りを原因食物と潜伏期で考えていけば，おおよそ当たりをつけることが可能です．

重要 👉 腸炎グループ **3** つ

- ▶**小腸型** ：ビブリオ，エルシニア，大腸菌
- ▶**大腸型** ：カンピロバクター，サルモネラ，大腸菌
- ▶**海外渡航歴**：コレラ，赤痢菌，大腸菌

E. coli 大腸菌

まずはどのグループにも属している**大腸菌**からみていきましょう．大腸菌には人間の腸内に常在しているもの以外に，病原性をもったものが存在します．これに汚染された食物を口にすると，腸炎を起こします．潜伏期は **3〜5 日**程度と少し長め．

病原性をもった大腸菌はさらに細かく分類できます．EAEC，EHEC，EIEC，EPEC，ETEC の 5 つ．……安心してください．全部覚えろなんて言いません（笑）．

臨床的に覚えて欲しいのは **EHEC** と **EIEC** の 2 つ．なぜこの 2 つかというと，ほかの 3 つとは違い**重症化しやすい（粘血便など）**からです．ほかの 3 つは水様性下痢のみで自然軽快することがほとんどであり，予後も変わらないので分ける意味はそこまでありません．

EHEC は主に小児や高齢者に感染するもので，昔，O-157 として有名になりました．O-157 は EHEC の一種で，**ベロ毒素**という毒素を放出し，ときに重篤な腸炎を引き起こすのです．

合併症が問題で，**HUS**（溶血性尿毒症症候群）や**急性脳症**を，症状出現から 1 週間後くらいに起こすことがあります．HUS は，**急性腎障害**，**溶血性貧血**，**血小板減少**など TTP に類似した病態を生じるもので，予後はやや不良です．

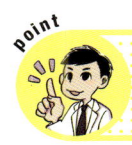

point

EHEC → HUS や急性脳症を合併するのが脅威！

次に EIEC ですが，これは後に学ぶ赤痢菌に類似した症状を呈すると覚えておけば OK．プラス α の知識になりますが，EHEC は先進国で，EIEC は発展途上国で問題になりやすいです．

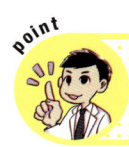
また，腸内に常在する大腸菌も腸管外に入ってしまうと病原性を発揮します．例えば，腹腔内感染症（胆管炎など），尿路感染症，新生児の髄膜炎など．臨床的にはどれも重要なものばかりです．

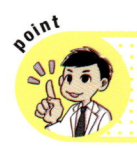
column

EHEC・EIEC のフルスペルも覚えちゃう!?

ここで英語について少し触れておきましょう．最初の E は Entero で「腸管」を意味していて，後者 2 つの EC は *E. coli*（大腸菌）の略です．変化しているのは左から 2 番目だけということに気が付きますね．H は Hemorrhagic で「出血」を意味しており，I は Invasive で「侵入」を意味しています．前者はそのままなのでわかると思いますが，後者は細胞内に侵入することからこう呼ばれており，破壊性をもつため血が出る（≒粘血便）のです．ちなみにほかの 3 つは，細胞にくっついたり，毒素を出すだけなので，下痢は起こせど，出血はしにくいのです．

Vibrio ビブリオ属

　魚介類から感染し，嘔気・嘔吐や水様性下痢をメインにきたします．夏に好発しやすく，潜伏期間は半日程度．そのため，「昨日（今日）刺し身を食べてお腹を下した！」というときは，たいていこれです．

Yersinia エルシニア

　ペット・飲料水・肉から感染し，回盲部に炎症を起こします．潜伏期は2〜7日程度．小児に多く，ときに虫垂炎に類似します．

Salmonella サルモネラ

　鶏卵・ミドリガメ・肉から感染し，発熱や腹痛をメインにきたします．潜伏期間は1〜3日程度．

Campylobacter jejuni カンピロバクター

　肉（主に鶏肉）・牛乳から感染し，発熱や腹痛をメインにきたします．粘血便のこともしばしば．潜伏期は2〜7日程度と少し長めです．
　低温に強いため，冷蔵庫に入れておいても安心できません．ときどき生に近い状態で焼き鳥を出しているお店がありますが，しっかり焼いてもらうことをオススメします（著者は多くの腸炎を経験しましたが，カンピロが一番つらかった！）．
　また，稀ではありますが，ギランバレー症候群を1〜3週間後に続発することがあります．ギランバレー症候群は呼吸筋麻痺により死に至る可能性のある病気なので，要注意です．

Vibrio cholerae コレラ

　海外渡航歴（特に東南アジア）が重要です．「米のとぎ汁様下痢」がキーワードであり，頻回の下痢（＋嘔吐）をきたすことで高度の脱水・電解質異常をきたすことが問題です．昔，江戸で大流行してたくさんの人が亡くなりましたが，現在は輸液管理がしっかりできるので，これで亡くなることは稀になりました．潜伏期は1〜3日程度．下痢のみで発熱や腹痛を伴わないのが特徴になります．

Shigella 赤痢菌

　海外渡航歴（特に東南アジア）が重要です．発熱や腹痛など大腸型の症状メインですが，ほかの菌と比べて症状が強く，膿粘血便としぶり腹を起こします．しぶり腹とは，便意があるのに便がでない状態のことで，直腸に炎症が波及していることを意味します．知人の話ではカンピロの10倍つらかったとか…．マジカヨ（（（（；゜Д゜））））．潜伏期は1〜3日程度．

潜伏期間で食中毒まとめてみた！

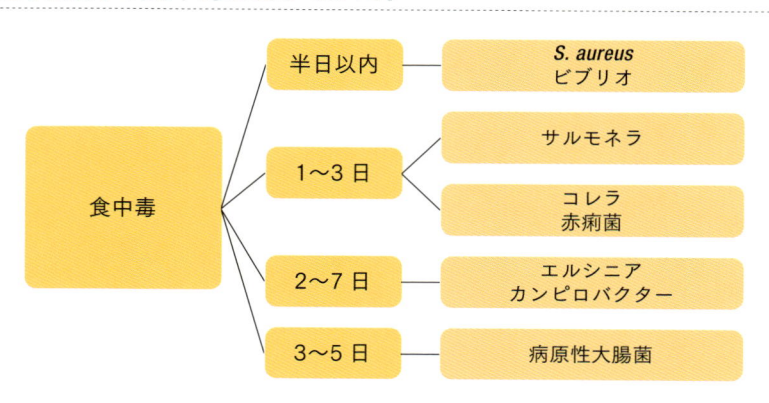

③パピプペ千葉グループ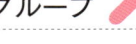

　さて，気になった人も多いと思いますが，パピプペ千葉という括りです．語呂合わせで作っただけです．千葉在住の皆さんすみません（笑）．GNR の残りの菌たちをみていきましょう．

> **重要** 「パピプペ千葉」グループ
>
> パ：パータシス
> ピ：ピロリ菌
> プ：プロテウス
> ペ：ペスト
> チ：チフス菌
> バ：バルトネラ

Bordetella pertussis パータシス

　パータシスとは百日咳のことです．夜間にレプリーゼと呼ばれる「コンコンコンコンヒュ〜〜〜」という特有の咳をきたすのが特徴で，乳児では咳のしすぎで嘔吐の原因になったり，眠れないことで結膜充血がみられることもあります．ほかに**発熱なし**，**炎症反応正常**，**リンパ球増加**の3つの特徴をおさえておくといいでしょう．

　日本では DPT ワクチンで予防することが義務化されているため，乳児ではあまりみかけません．しかし，ワクチンの効果が切れてきた成人で，慢性咳嗽の原因になることがあり，やや問題となっています．

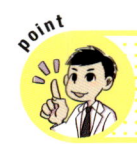

point

百日咳→咳，咳，咳！ 100日はさすがに放置しすぎ．

H. pylori ピロリ菌

　胃に慢性的に感染し，胃癌や胃・十二指腸潰瘍の原因になります．ほかに，胃腺腫ポリープ，胃悪性リンパ腫，慢性胃炎，ITP などにも関与するというのは国試でも有名な知識だと思います．

　ピロリ菌の検査は尿素呼気試験，抗 *H. pylori* 抗体，便中 *H. pylori* 抗原，迅速ウレアーゼ試験など色々ありますが，最も信頼性の高いのは迅速ウレアーゼ試験になります．ただし，これは内視鏡で生検をするという苦痛を伴うもので，手軽さにはやや欠けます (^^;)．そのため，感度・特異度を考慮しつつ簡便さを優先すると，便中 *H. pylori* 抗原がよいとされています．治療については別のところでお話しますね．

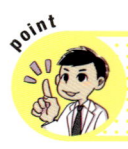

point　*H. pylori* →合併症・検査・治療どれも大切！

Proteus プロテウス属

　主に尿路感染症の原因になります．この菌で覚えておいて欲しいのは，スウォーミングという性質をもつことで，培地を覆いほかの菌をマスクしてしまうことがあるというものです．

　そのため，プロテウス単体の菌血症かと思いきや，遅れて菌が発覚するということが稀に起こります．本菌に感受性のある抗菌薬を使用しているのになかなかよくならないなぁ～と思っていたら，10 日後くらいに黄色ブドウ球菌が生えてきて，痛い目にあったことがあります (^^;)

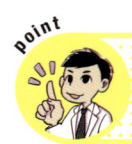

point　プロテウス→血液培養で生えたときは混合感染に注意せよ！

Yersinia pestis ペスト

ネズミやノミに噛まれることで，広範囲の壊死および敗血症をきたします．全身が真っ黒になることから**黒死病**とも言われており，**1類感染症**に分類されるおそろしい感染症です．ですが，安心してください．日本ではまずお目にかかることはありません．

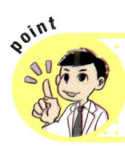

point

ペスト→ドブネズミは安易に触っちゃダメ！

Salmonella typhi 腸チフス

海外渡航歴が重要になります．チフスは通常の細菌とは違い，なんと**貪食の王であるマクロファージの中で増殖する**という面白い特徴をもっています．そして，マクロファージの中で限界まで増殖しきると，一気に飛び散り敗血症に至る，というストーリーをたどります．

国試では**バラ疹**，**比較的徐脈**，**好酸球減少**の3つが有名でしたね．実際の臨床では海外渡航歴と好酸球減少から，「むむ？」と発見につながります．また，似たものでパラチフス菌がありますが，これのイメージとしては**チフスの軽症版**って思っておけばOK.

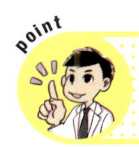

point

チフス→病態は血流感染による全身疾患！

Bartonella バルトネラ

猫ひっかき病という，なんとも名前にインパクトのある疾患を起こします．その名のとおり，ネコに引っ掻かれたり噛まれた後に**有痛性のリンパ**

節腫脹をきたすのが特徴であり，鑑別に挙げないとまず見落とします.

　普通の人はすぐに治りますが，**免疫不全者では重篤化しやすいので**，侮れない細菌の１つです.

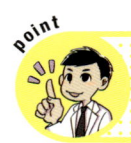

point

バルトネラ→猫は意外とばっちい.

ちょっと一息

　そろそろ疲れてきた頃でしょう．もし私が学生に戻ったとしたら，ここまでくらいが眠気の限界だと思います（笑）．もちろん，まだまだいけるぜ！　って気合い十分な人は続けてもらってかまいませんが，そうでなければ，いったん参考書を閉じてリラックスしてください．

　「ばい菌飽きた〜〜」という方は，第３章の抗菌薬を先読みしてもOK です．なぜなら，皆さんはすでに主要な菌をおさえられているので，スラスラ読めるようになっていると思います．ただ，その場合は2-7（48頁）の緑膿菌だけはチェックしておいてください．緑膿菌は抗菌薬選択の要になり，肝心な視点が疎かになってしまう可能性があるので（汗）．

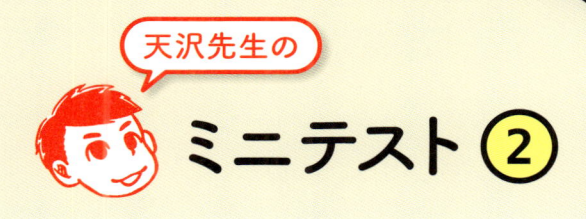

天沢先生の
ミニテスト②

問 1 グラム陰性球菌が見られる主な検体 3 つを答えよ．

答 喀痰，尿，髄液

問 2 髄膜炎菌をみたときにまず注目すべき採血データを 3 つ答えよ．

答 血小板数，電解質（Na/K），凝固

問 3 肺炎，中耳炎，副鼻腔炎を起こす菌を 3 つ答えよ．

答 肺炎球菌，インフルエンザ桿菌，
モラクセラ・カタラーリス

問 4 レジオネラが起こす電解質異常を答えよ．

答 低 Na 血症

問 5 大腸菌が起こす代表的疾患を 3 つ答えよ．

答 腹腔内感染症（腸炎含む），
尿路感染症，髄膜炎

問 6 HUS の 3 徴を述べよ．

答 急性腎障害，溶血性貧血，
血小板減少

問 7 基本的に発熱しない食中毒の原因菌を 3 つ答えよ．

答 黄色ブドウ球菌，腸炎ビブリオ，
コレラ

問8 ピロリ菌の検査をするための媒体を4つ答えよ.

答 血液, 便, 呼気, 胃組織

問9 プロテウスがもつ特徴的な性質を述べよ.

答 スウォーミング

Amasawa's advice

問1：淋菌, 髄膜炎菌, モラクセラ・カタラーリスのそれぞれの感染部位に着目！

問2：髄膜炎菌の合併症といえばDICと副腎不全でしたね.

問3：これはそのまま起因菌の推測に応用できます.

問4：原因不明の低Na血症では必ず鑑別に挙げましょう！

問5：新生児の髄膜炎を除き, 横隔膜より下に感染を起こしやすい菌ですね.

問6：EHECの情報なしにHUSの症状のみで来院することもあります. 小児で派手な採血データをみたら, 必ずHUSを鑑別に挙げて, エピソードの有無を確認しよう！

問7：まず発熱の有無で鑑別を！

問8：検査の名前だけ覚えていても意味なし.

問9：プロテウスが生えたら混合感染には十分注意を！

5 非定型細菌

グラム染色で何もみえなければ……

　非定型細菌は，今まで扱った菌とはちょっと生態が違うものです．構造の違いなど微生物学的な視点もありますが，臨床的には非定型細菌かどうかで抗菌薬の選択が大きく異なるため大切です．

　抗菌薬の話になってしまいますが，抗菌薬のなかでβラクタム系と呼ばれる細菌の細胞壁にくっついて殺菌作用を示す薬があります．ヒトの細胞は細胞壁をもたないために，細菌のみを特異的にターゲットにできるというわけです（ヒトがもつのは細胞膜！）．

　βラクタム系に含まれるのは，ペニシリン系，セフェム系，カルバペネム系という抗菌薬になりますが，マイコプラズマは細胞壁をもたず，クラミジア・リケッチアは細胞内に寄生するという特徴をもっているため，βラクタム系といわれる抗菌薬が無効なのです．

重要 👆 **非定型細菌といえば3つ**

　▶マイコプラズマ
　▶クラミジア
　▶リケッチア

Mycoplasma マイコプラズマ

　若い人（小児～青年くらい）に肺炎を起こす菌として有名です．これまで学んできた肺炎を起こす菌たちとは少し違い，乾いた咳（痰が絡まない）であることや聴診所見に乏しいのが特徴です．まぁ，実際にはこれら

の所見がある→マイコプラズマ肺炎とはなかなかいかないこともあります
が，若い人の発熱＋激しい咳をみたら，たとえ聴診所見でなにもなくとも
胸部Ⅹ線を1枚とろうかな？ と一考して欲しいと思います．特に通常の
上気道炎であれば2日程度で解熱することがほとんどなので，3日以上熱
が続くときには必ず疑って欲しいですね．

やや Advanced ですが，**消化器症状（下痢・嘔吐）**，**皮膚症状（紅斑・
蕁麻疹）**，**肝障害**など，マイコプラズマでは多彩な症状を呈する場合があ
ることを知っておくと，臨床で役立つと思います．

また，教科書的には，寒冷凝集反応や血清抗体価などの検査もあると思
いますが，基本的には臨床症状による診断がメインになります．

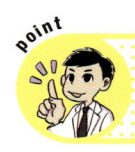

point

マイコプラズマ→非定型肺炎の原因になる！

Chlamydia クラミジア

クラミジアはさらに3つに分けられます．ただし，治療は一緒であり，
菌名で分けるメリットはあまり大きくないため，臨床では一括して「クラ
ミジア」といっても問題にはならないですけどね．

重要 クラミジアといえば3つ

► *C. trachomatis*
► *C. pneumoniae*
► *C. psittaci*

C. trachomatis は**性感染症**の1つで，**尿道炎**の原因になります．女性
（トラコマーティス）

の場合は症状に乏しいことが多いため，気がついたら子宮や卵管にも波及して**不妊**になってしまっているなんてことも……．なんと若年者の**5%**に感染しているといわれているので，医学部1学年に5人程度はいるという計算になりますね（汗）．

　ほかにも，産道感染で**新生児の結膜炎（トラコーマ）**を起こすことがあるため，経腟分娩のときには赤ちゃんに抗菌薬点眼を行い必ず予防をします．おかげで，今はほとんど見かけることはなくなりました．

　C. pneumoniae はすべての年代に感染しうるもので，**比較的軽症の非定型肺炎**を起こします．
　C. psittaci は**比較的重症の非定型肺炎**を起こすもので，鳥から感染するため，別名**オウム病**ともいわれます．

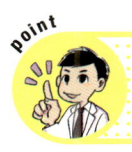

point

　　クラミジア→非定型肺炎と尿道炎の原因になる！

Rickettsia リケッチア

　ツツガムシ病が有名です．**野外活動の1〜2週間後**に，発熱や悪寒などの一般的な感染症状に加えて，**麻疹**のような汚い皮疹が全身に拡がるのが特徴的です．

　診断のポイントは，とにかく**刺し口**をみつけること！　この疾患は **DIC** を合併しやすいため，早期診断が非常に重要になります．

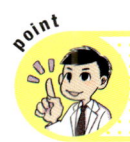

point

　　リケッチア→ツツガムシ病（≒麻疹様皮疹＋DIC）の原因になる！

日本紅斑熱

　マダニを介して発症する日本紅斑熱は，頻度は低いですがリケッチアの一種が原因菌となります．発熱・悪寒などの一般的な感染症状に加えて，全身に拡がる紅斑＋DIC を起こすという点でツツガムシ病に類似しますが，ツツガムシ病より死亡率が高い疾患です．治療も一緒であるため，これらを区別すること自体に大きな意味はありませんが，豆知識程度に知っておくといいと思います．

6 嫌気性菌

一歩踏み込んで覚えよう！

　種類はかなり豊富ですが，臨床で覚えておくべきは以下の3つ．一応，グラム染色でも分類できますが，あまり意味をなさないので素直に嫌気性菌の括りで覚えてしまうのが◎です．

> **重要 🖐 嫌気性菌といえば3つ**
>
> ▶ ペプトストレプトコッカス
> ▶ バクテロイデス
> ▶ クロストリジウム

Peptostreptococcus ペプトストレプトコッカス属

　口腔内に常在する菌で，嫌気のグラム陽性球菌に属します．誤嚥性肺炎の原因になります．

Bacteroides バクテロイデス属

　消化管に常在する菌で，嫌気のグラム陰性桿菌に属します．腹腔内感染症の原因になります．

　よくペプトストレプトコッカスなどの口腔内常在の嫌気性菌を横隔膜より上の菌，バクテロイデスなどの腸管内常在の嫌気性菌を横隔膜より下の菌と分け，抗菌薬の選択をするといいと言われています．

Clostridium クロストリジウム属

クロストリジウムは，嫌気のグラム陽性桿菌に属し，さらに以下の4つに分類されます．

C. difficile ディフィシル

抗菌薬の長期使用により腸内細菌叢が変化してしまい，元々腸内にいた *C. difficile* のみが異常に増殖してしまい，院内下痢症の原因となります．

国試的には大腸内視鏡検査による白色の偽膜形成が特徴的だと思いますが，実際には内視鏡まで行うことは稀で，CDトキシンやCD抗原など便の検査の結果で判断することが多いです．

また，二次感染を防ぐため，感染予防を徹底することも非常に大切です．特に手洗いは必須．というのも，*C. difficile* はアルコールが効かないためです．

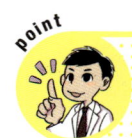

point

C. difficile →院内下痢症の代表格！

C. botulinum ボツリヌス菌

生魚や根菜類を密閉して作るいずしや辛子レンコンから感染します．潜

伏期間は**1日程度**．神経毒素により ACh 放出が阻害され，**弛緩性麻痺**（眼瞼下垂，嚥下困難，呼吸筋麻痺，四肢麻痺など）や**副交感神経麻痺**（散瞳，眼瞼下垂，複視など）をきたします．

　死因のほとんどが呼吸障害であるため，人工呼吸管理を行い，毒素が自然排出されるのを待ちます．ボツリヌス菌もそうですが，クロストリジウム属は菌そのものというよりも，菌が産出する**毒素**によって症状をきたすので，抗菌薬で菌を死滅させるだけでは不十分なのです．

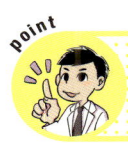

point

C. botulinum → ACh 阻害！

C. tetani 破傷風菌

　土壌中に存在する菌で，外傷の1週間後くらいに発症します．開口障害，不敵な笑み，構音障害，嚥下障害，弓なり反張，排尿障害，全身性の強直性けいれんなどを生じます．これらは神経毒素によって**ACh が過剰に放出される**という機序で起こるものなので，1つひとつ覚えずとも，解剖・生理学の知識を活用すれば導き出せるかと思います（ボツリヌス菌とは真逆！）．この菌の感染が怖いため，創傷面が強く汚染された可能性のある傷には破傷風トキソイドで予防しておくことが重要になります．

　もし発症してしまった場合には，抗菌薬のほかに**抗破傷風ヒト免疫グロブリン（TIG）**の投与を行います．それに加えて，音や光刺激でけいれんが誘発されやすくなるといわれているため，**暗室への収容**も必要になります．

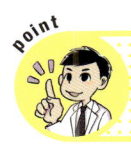

point

C. tetani → ACh 過剰分泌！

C. perfringens ウェルシュ菌

筋肉の融解壊死を起こすガス壊疽の原因菌です．ガス壊疽とは外傷後に本菌に感染することで，創部に**激痛・腫脹・悪臭**を起こし，X線で**ガス像**がみられるもので，**DIC を合併しやすい緊急疾患の１つ**です．治療は抗菌薬に加えて，**デブリードマン**，**高圧酸素療法**などが有効ですが，これらの治療に反応が乏しい場合は**アンプタ（切断）**も考慮せざるをえないこわい疾患です．

また，ウェルシュ菌は食中毒の原因にもなり，**残りもののカレーやシチュー**で生じやすいといわれています．ただ，ほとんどが軽症の腸炎を起こすだけなので，そこまで大きな問題になることはありません．

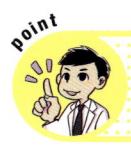

point

C. perfringens →重症のガス壊疽と軽症の食中毒を起こす

column

乳児ボツリヌス

乳児（１歳以下）がハチミツを食べてしまうと，中に潜んでいる *C. botulinum*（が産出した毒素）によって脱力をきたしてしまうことがあります．ぐにゃぐにゃになるため floppy infant といわれ，これは重症筋無力症や筋ジストロフィーでもお馴染みのキーワードですね．

気をつけたいのは，初期症状は副交感神経阻害作用による便秘から始まるということ．その後，だんだん元気がなくなる（無表情，哺乳力低下，弱い鳴き声など）という経過をたどるのが典型的であり，疑わなければ見落としてしまうことでしょう．

この疾患に限らず，なんとなく元気がないというのは乳児の red flag sign ですので，原因がよくわからないけど帰宅させる，というのは非常に危険だと思っておいてください．

嫌気性菌まとめてみた！

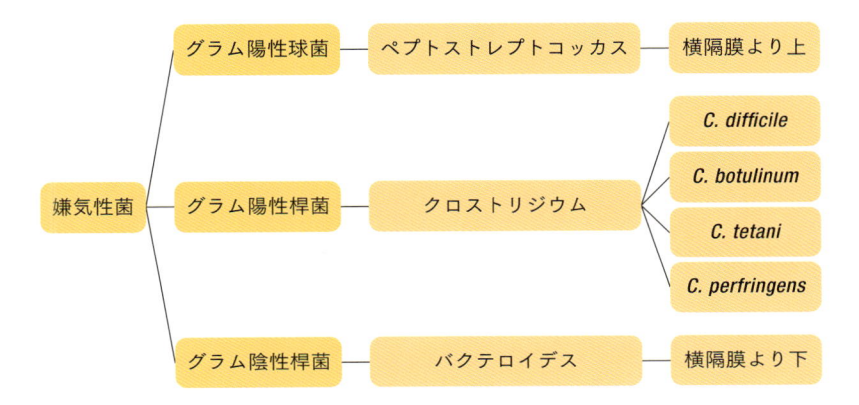

7 SPACE

類似する5つの菌を一括りにして覚えよう!

ここで扱うものは日和見感染の原因菌であると同時に，院内感染の代表的な菌でもあります．医学教育で「手洗い」を口酸っぱくいわれるのも，これらの蔓延を防ぐためが1つの理由です．

> 重要 🖐 SPACEとは？
>
> **S**erratia
> **P**seudomonas aeruginosa
> **A**cinetobacter
> **C**itrobacter
> **E**nterobacter

Serratia セラチア属

セラチアは主に**水辺**に生息し，肺炎，尿路感染症，皮膚軟部組織感染症，腹腔内感染症，敗血症を起こします．国試的には培地で赤色コロニーを形成することで有名な菌ですね．

P. aeruginosa 緑膿菌

やはり**水辺**に生息します．抗菌薬を選択するうえで，本菌をカバーするかどうかという視点が重要なため，要チェックです．緑膿菌は肺炎，尿路感染症，皮膚軟部組織感染症，腹腔内感染症，敗血症などを生じます．**ときに数時間で死に至る**こともあるので，非常に重要な菌と言わざるをえません．

さて，どういう状況で緑膿菌を考慮すべきでしょうか．それをここで学んでいきましょう．具体的には，免疫不全者，長期入院患者（施設含む），ICU患者という3つの患者背景でよく遭遇します．特に外傷，熱傷，手術後など皮膚表面に傷がある人や気管挿管，中心静脈カテーテル，尿道カテーテルなどの留置物がある人というイメージをもっておくといいでしょう．

また，緑膿菌はあらゆる抗菌薬に耐性を獲得しやすいという特徴があります．ほぼ全ての抗菌薬が軒並み効かなくなることもあり，そういった多剤耐性緑膿菌を MDRP（Multi Drug-Resistant *Pseudomonas aeruginosa*）と呼びます．抗菌薬の不適切使用は気づかぬうちに緑膿菌を MDRP まで進化させてしまうことがあるため，不要な緑膿菌カバーは避けるべし！という考え方が大切になってきます．

---

column

アルコール消毒の有用性

今やほとんどの病院では，部屋の前にワンプッシュタイプのアルコール消毒が置いてあると思います．大事だと知りつつも，習慣レベルに落とし込まないとついつい忘れがちです．

さて，習慣化するために有効な方法の1つとして，なぜそれが必要なのか？を理解しておくことが挙げられます．why?? がわかれば人間不思議なもので，やれ！といわれるよりも俄然やる気が湧いてくるものです．

一部の菌を除いて大部分を殺菌でき，なんと緑膿菌にも有効なのです！これは非常に朗報ですね．だって，一度感染してしまえば治療がめちゃめちゃ大変＆場合によっては致死的な結果になることを踏まえると，事前に予防するということに勝るものはありませんから．……ついでに爪もピカピカになります（笑）．アルコール消毒バンザイ!!

Acinetobacter アシネトバクター属

　アシネトバクターは肺炎（特に気管切開後），尿路感染症，皮膚軟部組織感染症，腹腔内感染症，敗血症を起こし，人を死に至らしめる菌です．
　緑膿菌同様，**抗菌薬への耐性を獲得しやすい**ことから，問題視されていたこともありましたが，そもそも本菌に感染するということは，死の際でさまよっている超重症な人であり，アシネトバクターで亡くなるというよりも，原疾患から回復できなかっただけではないか？　といわれるようになってきました．そのため，現在ではお看取り菌ともいわれるような，そんな菌です．

Citrobacter シトロバクター属

　シトロバクターは腸内細菌科の1つで，肺炎，尿路感染症，皮膚軟部組織感染症，腹腔内感染症，敗血症を起こすことがある菌です．

Enterobacter エンテロバクター属

　エンテロバクターも腸内細菌科の1つです．よく勘違いしやすいところですが，腸内細菌科は，実際の腸内細菌の1％も占めていません．腸内のほとんどは，嫌気性菌で占められているのです．本菌も肺炎，尿路感染症，皮膚軟部組織感染症，腹腔内感染症，敗血症の原因になります．

SPACE 総論

　さて，賢い皆さんならもうお気づきだと思いますが，SPACE の菌たちは**日和見感染**と**抗菌薬への耐性**の2つがキーワードであり，生じる代表的な疾患としては肺炎，尿路感染症，皮膚軟部組織感染症（創部感染など），腹腔内感染症，敗血症と，共通していることがわかりますね．これを踏まえると，院内で発熱したときには SPACE の存在を忘れず，重篤な

場合には胸部X線や尿検査をオーダーしつつ培養もとるべきなのが，納得でしょう．

　厳密にいうとSPACEの中でも特徴の違いがありますが，臨床的にはSPACEとして一括しておくと抗菌薬の選択が非常にクリアカットになります．

column

オーダーは絞るべき？

　研修医になってまず戸惑うことの1つが，なにをオーダーすべきかということです．上の先生からいわれたことをオーダーするだけでは，力はつかないでしょう．なぜ，その検査をするのか，アセスメントにどう影響するのかまでを考えてできるのが理想です．

　ただし，そうはいってもいきなり最初からできるわけがありません．そのため，初期は上級医の思考をなぞることが大切です．やったこともないことを，1人で暴走して行うのはかなりマズイといえますからね．まずは慣れることが先決です．

　また，どこの病院にも「検査は1つひとつ考えてからオーダーし，必要な検査のみにしろ！」という先生がいます．しかし，著者個人的には絞った検査を立てるのは2年目以降でいいと思っています．なにが必要でなにが不必要かという判断は，自分でやってみなければ絶対にわかりません．もちろん，なにも考えずにオーダーするのは論外ですが，研修医（特に1年目）は多少オーバー気味くらいがちょうどいいんじゃないかと思います．

　侵襲性の高い検査やコストの高い検査は必ず上級医に相談すべきですが，皆さんはもう医師なのですから自分で考えて自分で行動していくという経験も絶対に必要です．TPを含めるかLDHを含めるかそんなことに悩むくらいならさっさと入れるべし！　というのが，昔デキレジの先輩からいただいたアドバイスです（多少言いすぎですが．笑）．

8 スピロヘータ

スピロヘータもやっぱり3つ！

　スピロヘータはらせん状のグラム陰性菌で，やや特殊な細菌です．この中で梅毒は有名ですが，けっこーマニアックな部類の細菌なので，まずはさらっと拾っていきましょう．

　スピロヘータときたら以下の3つを思い浮かべることができ，それぞれの特徴を1つずつ言えれば十分合格です．覚えることがたくさんあって疲れてきた頃だと思いますが，第2章もそろそろラストスパートです．ここでもう1度気合いを入れ直しましょう！

> **重要 🖐 スピロヘータといえば3つ**
>
> ▶ **梅毒**
> ▶ **ボレリア**
> ▶ **レプトスピラ**

Treponema pallidum 梅毒トレポネーマ

　代表的な**性感染症**の1つ．全身に多彩な症状をきたす（初期硬結，バラ疹，扁平コンジローマ，ゴム腫，神経梅毒，大動脈瘤，大動脈炎など）ことで有名です．詳しくは『使いこなす』編で．

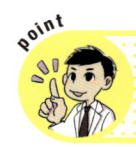

point

　梅毒→全身に多彩な症状をきたす性感染症

Borrelia ボレリア

　マダニに刺されることで本菌に感染し，ライム病といわれる疾患を起こします．ライム病は遊走性紅斑と呼ばれる丸い皮疹を生じ，その後インフルエンザ様の症状（関節炎など）をきたすというのが典型的な経過です．国試ではよく出るかもしれませんが，実際の臨床ではかなり稀です．

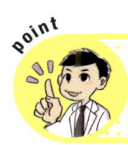

point

　　　ボレリア→遊走性紅斑＋インフルエンザ様症状

Leptospira レプトスピラ

　ネズミの尿で汚染された水を介して感染し，Weil 病（ワイル病）という疾患を起こします．Weil 病は発熱に加えて腎障害を起こし，その後，黄疸・出血傾向を示すというそれ特有の臨床経過をたどります．知らないと診断できないし，なにが起こっているのかわからないってことになってしまうので，この疾患は知っておいて損はないかなーって思いますよ．

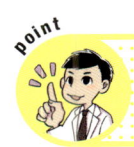

point

　　　レプトスピラ→腎障害＆肝障害をダブルできたす Weil 病

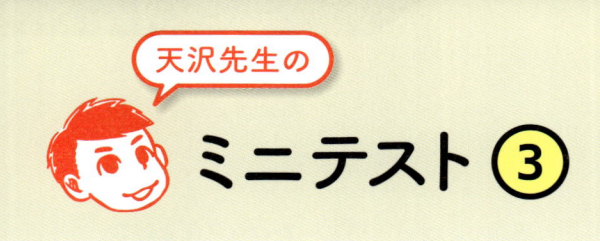

天沢先生の
ミニテスト ③

問1 マイコプラズマ肺炎が肺炎球菌性肺炎と異なる点を述べよ.

> **答** 若年者に好発，乾性咳嗽，多彩な合併症を起こす(肝障害など)，聴診所見に乏しい，グラム染色でみえない，βラクタム系が無効

問2 クラミジア（総称）はどんな疾患を起こすか答えよ.

> **答** 尿道炎，子宮頸管炎，結膜炎(新生児)，非定型肺炎

問3 横隔膜より上および下それぞれの代表的な嫌気性菌を答えよ.

> **答** (上)ペプトストレプトコッカス (下)バクテロイデス

問4 院内下痢症の代表的な菌を答えよ.

> **答** *C. difficile*

問5 発熱，意識障害，呼吸困難のうち破傷風で起こるのはどれか.

> **答** 呼吸困難

問6 SPACE が起こす代表的な疾患を答えよ.

> **答** 肺炎，尿路感染症，腹腔内感染症，皮膚軟部組織感染症，敗血症

問7 SPACE に罹患しやすい患者像を答えよ．

答 免疫不全者，長期入院者，
ICU 入室者，
外傷後，熱傷後，手術後，気管挿管，
デバイスあり

問8 スピロヘータが起こす疾患を3つ答えよ．

答 梅毒，ライム病，Weil 病

問9 Weil 病の症状を3つ答えよ．

答 発熱，腎障害，肝障害

Amasawa's advice

問1：「マイコっぽさ」のイメージを身につけよう！
問2：呼吸器 & 性感染症の2つで登場する！
問3：絶対暗記！ 抗菌薬の選択で重要になります．
問4：簡単ですね．他にも院内下痢症の原因は多々ありますが，まずは本菌を除外することです．
問5：ACh が過剰・阻害どちらでも呼吸に影響がでる！
問6：5つ必ず覚えること！
問7：緑膿菌カバーが必要かどうかの判断はリスクを知らないとできません！
問8：菌名とごちゃごちゃにならないように注意！
問9：これ研修医で診断できたらスゴイよっ!!

9 抗酸菌

検査をどう使い分けるか

　結核かそうじゃないかの 2 択が重要です．というのも，結核は**空気感染**するから．非結核性抗酸菌症は外来で治療可能ですが，結核と診断した場合には入院治療が必須です（保健所にもすぐに届け出を！）．

　最終的な鑑別は **PCR 法**ですが，数の多い検査の使い分けをここでは勉強していきましょう．結核だけで一冊の本が書けてしまうくらい奥が深いため，本書では基本事項のみさらっておきます．

結核

「なんとなく調子が悪い」
「微熱が続く」
「咳が続く」

　上記のような非特異的な症状が多いため，実際にはかなり見逃されているといわれています．そのため，**疑ったら検査をする**と閾値を下げておくのがいいでしょう．呼吸器科専門医のなかには高齢者の非典型的な肺炎は全例検査をすべきという人もいるくらいです（マンパワーがないと難しいですけどね）．

　ではどういった検査をすればいいか．ツベルクリン反応，IGRA，胸部 X 線，Ziehl-Neelsen 染色，蛍光染色，小川培地，PCR 法，肺生検など教科書にはたくさん書いてありますが，それぞれの用途を知ることが大切です．ただ単に丸暗記しただけではテストはできても，実際には使えません．

ツベルクリン反応

現在では多くの人が BCG ワクチンを接種しているため，ツ反陽性→結核とはいきません．むしろツ反が陰性化しているときに，粟粒結核，サルコイドーシス，リンパ腫などの**細胞性免疫低下を起こす疾患を疑うキッカケ**に使えます．ということで，現在では結核の診断にはあまり寄与しません（潜在性結核を除く）．

IGRA（IFN-γ遊離試験）

QFT 検査もしくは **T–SPOT** として有名です．結論からいうと**スクリーニング**に有用な検査で，結核に曝露してしまった！ という人には，とりあえずこの検査を行います．

しかし，**既感染でも陽性になってしまう**ため，1 度でも陽性になってしまうとスクリーニングの意義はなくなります．感度・特異度ともに高い検査ですが，**陰性であればひとまず安心して OK** という感じです．

胸部 X 線

ここは国試でもお馴染みだと思いますが，**空洞病変**や**結節影**（石灰化など）が特徴的所見になります．ただし，空洞病変は肺扁平上皮癌などでも生じますし，石灰化は既感染でもみられます．また，非特異的なことも多いため上記のものがないから否定というわけにはいきません．

胸部 X 線の立ち位置としては，**見えたらそうかも！ 見えなくても否定はできない**といった感じです．

塗抹検査

かなり重要です．塗抹検査が陽性ならすぐに**隔離**が必要になるからです．逆にいえば塗抹検査が陰性ならば結核じゃないとはいえませんが，伝

染のリスクは高くないといえます.

通常のグラム染色では染まりにくいため，Ziehl-Neelsen 染色 という専用の染色方法を行います．高齢者では喀痰がうまく採れないときもあるかと思いますが，そのときは胃液で代替する という手もあります（ただし感度はかなり低く，あればラッキー程度）.

スクリーニングには蛍光染色のほうが向いているので，実際には蛍光染色でスクリーニングをして，光っていれば Ziehl-Neelsen 染色で再度確認する，という二段階の流れが主流です.

あえて言う必要はないかもしれませんが，**本人にはサージカルマスクを，周囲の人には N95 マスク**をつけましょう．感染を拡げないことは感染症診療の基本中の基本です.

培養

小川培地 という特殊な培地が必要になります．ただし，なかなか生えないことも多いのが難点ですね.

PCR 法

喀痰塗抹で陽性だとしても，まだ結核と決まったわけじゃありません．冒頭でもお話したように非結核性抗酸菌症（MAC 症や *M. kansasii* など）の可能性もあるからです．PCR 法が陽性ならいよいよ結核と診断します．ただし，**感受性がわからない，生菌か死菌かわからない**というデメリットもあるため，培養と合わせて考えるのがポイント.

肺生検

国試では有名な乾酪壊死がみえるはずです．確定診断に.

結核は肺以外にも色々な病気を起こす！

　治療については高度に専門的であるため，非専門医が知っておくべきなのは抗結核薬の副作用でしょう．

重要 👆 **抗結核薬の副作用まとめ**

RFP：肝障害，血小板減少，尿・汗がオレンジ色に変色
INH：肝障害，末梢神経障害，中枢神経障害
EB　：球後視神経炎
PZA：肝障害，高尿酸血症，関節痛
※ RFP と INH がキードラッグ
※ SM，AMK，KM，キノロン系，PAS，TH，CS などは 2nd line
※最低 6 か月間の治療が必要

　それから，多彩な症状を呈することでも結核は有名であり，粟粒結核，髄膜炎，胸膜炎，心膜炎，皮膚結核，腸結核，脊椎カリエス，尿路結核などなんでもアリな菌であることは知っておきましょう．言うのは簡単ですが，非専門医ができなくてはいけないのは診断できることだと個人的には思います（相当難しいケースもありますが）．

第 3 章

わかる抗菌薬

1 ペニシリン系

ペニシリン系を制するものは抗菌薬を制す！

　いよいよ抗菌薬ですね！　基本（細菌）をしっかり積み上げてきた皆さんなので，ここから楽しさがどんどん加速してくると思います．

　本書（『わかる』編）で抗菌薬について皆さんに意識しておいて欲しいことはたった2つ．どの細菌までカバーしているのか（特に緑膿菌）とほかの抗菌薬とどう違うのかの2点です．

　前者をスペクトラムともいい，スペクトラムが広い，という場合には**たくさんの細菌をカバーしている**ということになります．一見，スペクトラムが広い＝優れた抗菌薬と考えてしまいそうですが，実はそうではありません．細菌も生きるために必死なので，さまざまな方法で薬への対抗手段を獲得しようとします．そのため，余計な菌をカバーする→将来抗菌薬が効かなくなる菌を育てる，ということにもなってしまうのです．

　ほかにも理由はありますが，今の時代はよりスペクトラムの狭い抗菌薬を使うというスマートな使い方が当たり前になりつつあるので，これからの時代を担っていく皆さんは，それに沿って勉強するのが◎です．

　さて，知識欲に飢えた皆さんをこれ以上待たせるのは野暮なことですね（笑）．抗菌薬の種類は膨大にあるように感じますが，本書で扱うものをしっかり使えるようになれば，臨床で困ることはまずありません．実際に使える抗菌薬って限られているんです（少ないからこそ使い分けが大切ともいえますね！）．薬については広く浅く知っているよりも，使うべき薬のことを深く知り，使い慣れるようにすることが重要です．応用も効くし，医療ミスも減るし…え？　早くしろって??（笑）.

　わかりました．そろそろ本題です．まずはすべての抗菌薬の基本となる

ペニシリン系から学んでいきましょう．ここさえしっかり学んでしまえば，後がかなり楽になるので，気合いを入れていざ！

ペニシリン系は細胞の膜にあるペニシリン結合蛋白（PBP）にくっつくことによって……

……zzz

……ね，ねむい！！

これじゃ，せっかくのやる気も見事粉砕しますね（笑）.

こういうのって学問的（薬学的）には大事なのかもしれませんが，臨床ではいちいち考えたりしませんし，わかりやすさを優先するためにカットします！「機序こそ大事なんじゃボケ！」という声が聞こえてきそうですが，最初から細かーーーく勉強したい人は，分厚い成書を読むことをオススメします（^^;）.

著者的には，**まず本書を読んでから専門書を読む**ことをオススメします．やっぱり成書って面白いです．ですが，**最初から読むにはハードルが高すぎる**という難点もあるんですよね.

マジメな話，本書を読んでから機序など細かいところを勉強してみるとすごく楽しいと思いますよ．「あーそういうことだったのか！」という感覚は至極の瞬間であり，知識の定着率が全く違います．学びは最高の贅沢とはよくいったものだ，と実感できます（笑）.勉強というと，テストのため…国試のため…など理由がつきがちですが，学ぶことを純粋に楽しんでもらえたら最高だな！　と思い，今日も頑張って執筆しています.

あーまた話が脱線しました（^^;）.さて，ここからが本番です！（笑）.

「ペニシリン」と一言でいっても，実はいくつかの種類に分かれ，それぞれの役割は大きく異なります．ここでもやはり3つの括りにして覚え

ておくといいと思います.

重要 ペニシリン系といえば **3**つ

▶ ペニシリン G
▶ アミノペニシリン
▶ ピペラシリン
（＋α）*β* ラクタマーゼ阻害薬配合

　最後の *β* ラクタマーゼ阻害薬配合というのを除けば，ペニシリン系は主に **3** つしかないのです．繰り返しになりますが，それぞれ何が違い，どう使い分けるのかという点を意識して学んでいってください.

ペニシリン G（PCG）

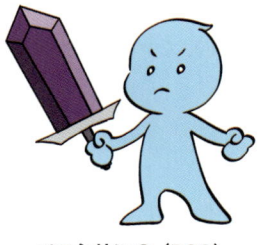

ペニシリン G（PCG）

各抗菌薬キャラの凡例は付録（190 頁）をご参照下さい.

　マニアックなことを除けば，黄色ブドウ球菌を除くグラム陽性球菌によく効きます．どんな疾患に使えそうでしょうか？ 第 2 章をみながらでいいので，1 分ほど考えてみてください.

　……そう．A 群 *β* 溶連菌なら急性咽頭炎，肺炎球菌なら肺炎，緑色レンサ球菌なら感染性心内膜炎がありますね．実際，それらに非常によい適応です．難しくないでしょう？

　知識が有機的につながりましたね！ 極論をいえば，どの抗菌薬がどの疾患に使えるかなんて，**1つひとつ覚え直す必要なんてない**のです．要点さえ理解してしまえば，皆さんのもっている知識を動員することで，必ず導き出せるようになります．細菌，抗菌薬，疾患についてそれぞれの理解を深め，お互いの知識がつながってくれば，実臨床の理解も容易いはずです（自分で治療するレベルになるには，『使いこなす』編が必読！）．

column

抗菌薬を乱用した結果

　実は，もともとPCGは黄色ブドウ球菌にもよく効いたのです（グラム陰性桿菌にも！）．ところが，バンバン使いまくっているうちに，見事耐性を獲得されてしまいました．今でも感受性のある黄色ブドウ球菌は数％いることはいますが，残りの90％以上が耐性であることを考慮すると，黄色ブドウ球菌に対してPCGを1st choiceで使うのは現実的ではありません（もちろん，感受性があるとわかれば使用してOK）．

　歴史は繰り返すので，今後抗菌薬の乱用が続けば，今ある抗菌薬も同じ運命をたどるのではないかと懸念されています．抗菌薬の開発はあまり進んでいない（あまり儲からない）ので，新薬を待つより今あるものを守った方がいい，という感じですね〜〜．

アミノペニシリン（AMPC・ABPC）

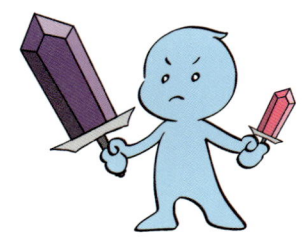

アンピシリン（ABPC）

　続いてアミノペニシリンについて．アモキシシリン（AMPC）とアンピシリン（ABPC）の2種類に分けられますが，その違いは前者が経口投与，後者が静脈投与という投与方法の違いが主なところなので，まずは一括して特徴をつかんでいきましょう．

　結論からいえば，アミノペニシリンはペニシリンGに一部のグラム陰性桿菌（大腸菌，インフルエンザ桿菌など）のカバーが加わったとイメージするとわかりやすいと思います．

　つまり，PCGと同じ疾患に使えるだけでなく，大腸菌なら尿路感染症，インフルエンザ桿菌なら中耳炎・副鼻腔炎などが治療可能だろうと推測できるし，実際それらによい適応です．

　さて，ここで1点質問です．もし，緑色レンサ球菌による感染性心内膜炎を治療するとすれば，ペニシリンGもしくはアミノペニシリンどちらで治療しましょう？

　答えは**PCG**になります．もちろんですが，成書でもPCGが第1選択になっています．どちらもカバーはしているのですが，相手（細菌）がわかっているときは，より狭いスペクトラムを選ぶのが◎です．つまり，アミノペニシリンも間違いではないのですが，PCGのほうがより望ましい

ということです．

　こう考えると，1 つ応用できます．例えば PCG の採用がない病院．PCG が 1st choice になる疾患を治療するときに，「ない！ 2nd choice はどれだ!?」と闇雲に調べるよりも，「(多少無駄なカバーはあるが) アミノペニシリンでいいじゃん」と導き出せると思います．

　感染症医にいわせれば「そもそも，ペニシリン G を病院で採用すべき」が正解かもしれませんが (笑)．実際には個々の病院の事情もあるので，このような代替という柔軟性をもっておくことも，非常に大切です．この考え方は，最初はすごく難しく感じるかもしれませんが，1 つひとつ丁寧に学んでいくことで自然に身につくので，ご安心ください．

ピペラシリン（PIPC）

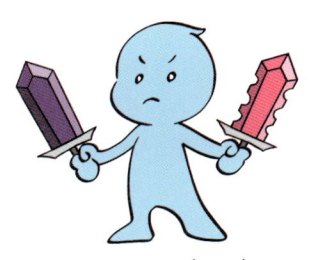

ピペラシリン（PIPC）

　すでに何度かお話していますが，抗菌薬を選ぶときに緑膿菌をカバーしているかどうかという視点は欠かせません．

　皆さんすでにご存知のとおり，緑膿菌は耐性を獲得しやすく，いざというときに耐性のオンパレードになっていると，もう打つ手がありません．そのため，免疫不全者，長期入院患者，ICU 入室患者など，緑膿菌カバーが必須と判断されるときのみ使用が許されます．

　本書では緑膿菌をカバーしている抗菌薬を，敬意を払って「VIP 専用抗

菌薬」とよぶことにします．VIP 専用抗菌薬を不必要に使わなければ，とりあえずの及第点は clear しているといえます．

　ピペラシリン（PIPC）はアミノペニシリンのスペクトラムからさらに拡がり，クレブシエラ，プロテウスなどのグラム陰性桿菌や一部の嫌気性菌にもカバーを持っています．
　しかし，そんなことはどうでもよく，VIP 専用抗菌薬であるということがやはり重要です．感受性があるからとプロテウスなどにいきなりピペラシリン（PIPC）を使ったりするのは NG．基本的には，緑膿菌が検出されたときのみがピペラシリン（PIPC）の出番！　と思っておいてください．

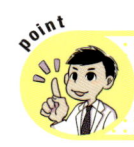

PCG →黄色ブドウ球菌を除くグラム陽性球菌をカバー！
ABPC → PCG＋グラム陰性桿菌の一部をカバー！
PIPC →緑膿菌専用

　これだけ!? って感じですね．まさに simple is best です．感染症を専門にされている先生からすれば，あれも足りないこれも足りないなど厳しいご意見が飛んできそうですが，細かい点などあとでいいのです．
　基本さえ身につけてしまえば，その後に積み上げていくことなど容易ですから．あれもこれもと欲張らず，まずは自分のなかに一本芯となるものを作っていきましょう．足りないという先生には絶対書けないようなことを書けるのが私の強みですし，学生さん・研修医の皆さんのことを第一に考えた本を，これからも書き続けたいと思っています．

β ラクタマーゼとは？

さて，ここからは今まで学んできたことのオマケみたいなものです．肩の力を抜いて学んでいきましょう（笑）．

気が楽になったと思うので，薬理学的な側面を少し触れておこうかなと思います．ペニシリン系は **β ラクタム系** とよばれるグループの１つで，**細菌の細胞壁にくっついて細菌を破壊します**．ただし，細菌も黙ってやられるわけじゃありません．これを打ち消す酵素を産出する菌も出現しました．その酵素の名前が **β ラクタマーゼ** です．つまり，**β ラクタマーゼを産出する菌はペニシリン系に耐性を示す** といえます．

β ラクタマーゼ阻害薬配合

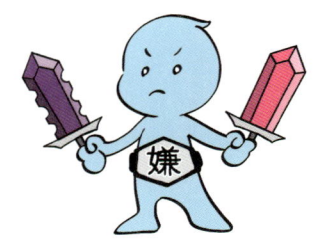
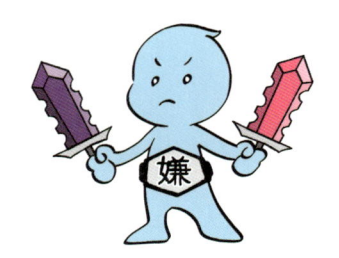

アンピシリン/スルバクタム（ABPC/SBT）　　ピペラシリン/タゾバクタム（PIPC/TAZ）

当然人間側としては，「え，ペニシリン系効かないとかやべーじゃん」となります．

そこで，賢い人はこう考えました．「あ，じゃあβ ラクタマーゼを阻害するようなものを混ぜれば，元どおり効くようになるんじゃね？」と．

アモキシシリン / クラブラン酸（AMPC/CVA）

アンピシリン / スルバクタム（ABPC/SBT）

ピペラシリン / タゾバクタム（PIPC/TAZ）

なんだか長いカタカナが３つ出てきましたが，**左側に着目してくださ**
い．そう，さっき学んだペニシリン系の名前ですね！　勘の鋭い人はもう
気づいたと思いますが，右側が*β*ラクタマーゼ阻害薬なのです．

　アンピシリン / スルバクタム（ABPC/SBT）を例にとってみると，アン
ピシリンにスルバクタムという*β*ラクタマーゼ阻害薬を配合しました，と
いうことです．それぞれの配合薬の名前は覚えるしかありませんが，最初
なら「アンピシリンの強力版」という覚え方でも十分だと思います．

　さて，この*β*ラクタマーゼ阻害薬を配合することで面白いことが，２つ
おきました．１つ目は嫌気性菌カバーも十分できるようになったというこ
と．この理由は，**ペニシリン系はもともと嫌気性菌カバーをしている**か
ら．

　えっ，覚え直し!?　と思ったかもしれませんが，あえて PCG のカバー
には加えていません．混乱を避けるという狙いもあったのですが，ほとん
どの嫌気性菌は*β*ラクタマーゼを産出しているので，*β*ラクタマーゼ阻害
薬を配合していないペニシリン G かアミノペニシリンでは，カバーして
いるとはいいがたいからです．
　成書によって，アミノペニシリンが嫌気性菌カバーがあるとかないとか
分かれているのは，これが理由です．つまり，薬理学的には嫌気性菌カ
バーをしているけど，臨床的にはカバーしていないということ．なので，
覚え直さなくて OK．

　続いて２つ目．なんと黄色ブドウ球菌（MSSA）の治療もできてしまう
のです．多くの黄色ブドウ球菌は*β*ラクタマーゼを産出することで耐性を
獲得してきたので，*β*ラクタマーゼ阻害薬を配合すれば治療可能というこ
とです．ちなみに，この*β*ラクタマーゼ阻害薬を配合したものでも効かな
い黄色ブドウ球菌が MRSA です．MRSA に対しては専用の抗菌薬がある
のですが，それはまた後ほど．

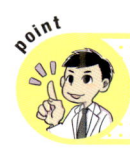

point

βラクタマーゼ阻害薬配合→MSSA・嫌気性菌カバーを追加！

　お疲れ様でした．ペニシリン系がスッキリ頭のなかでまとまったんじゃないでしょうか．え，AMPC/CVA，ABPC/SBT，PIPC/TAZ の使い分けですか？　簡単ですよ．AMPC/CVA は経口薬，ABPC/SBT は静注薬，**PIPC/TAZ は ABPC/SBT に緑膿菌カバーが必要なときに使用すればいい**のです．考えてみると，PIPC/TAZ はグラム陽性菌（MSSA 含む），グラム陰性菌（緑膿菌含む），嫌気性菌と非常に広いスペクトラムをもっているのがわかりますね．効かないのは非定型細菌と MRSA くらいです．そのため，PIPC/TAZ を使うときはよほどのときと胸に刻んでおいてください．ペニシリン系はこんなところです．ねっ，簡単でしょ？　…え，AMPC/CVA の抗緑膿菌バージョンはないのかって？　大丈夫．いりません！　なぜかというと，経口薬で緑膿菌カバーは必要ないからです．**緑膿菌の治療は入院＋点滴治療が原則**です．

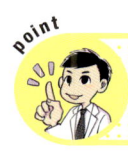

point

PIPC/TAZ →御三家の１つ

問1 抗菌薬選択の際に最も気を使うべき細菌を答えよ.

答 緑膿菌

問2 抗菌薬の不適切使用で社会的に問題となることを答えよ.

答 耐性菌の出現

問3 ペニシリン系抗菌薬の一般名をすべて答えよ.

答 ペニシリンG
アモキシシリン
アンピシリン
ピペラシリン
アモキシシリン/クラブラン酸
アンピシリン/スルバクタム
ピペラシリン/タゾバクタム

問4 ペニシリン系抗菌薬の略名をすべて答えよ.

答 PCG, AMPC, ABPC, PIPC,
AMPC/CVA, ABPC/SBT,
PIPC/TAZ

問5 肺炎球菌肺炎に対する抗菌薬の 1st choice を答えよ.

答 ペニシリンG(PCG)

問6 中耳炎に対する抗菌薬の 1st choice を答えよ.

答 アミノペニシリン

問7 緑膿菌カバーのあるペニシリン系抗菌薬を答えよ.

答 ピペラシリン(PIPC)
ピペラシリン/タゾバクタム
(PIPC/TAZ)

問8 βラクタマーゼ阻害薬を配合することで主にカバーできるように
なった菌を2つ答えよ.

答 黄色ブドウ球菌(MSSA), 嫌気性菌

問9 ペニシリン系で最もスペクトラムが広い抗菌薬を答えよ.

答 ピペラシリン / タゾバクタム
(PIPC/TAZ)

Amasawa's advice

問1：ほかにも色々あるけど，緑膿菌カバーの有無をまずはチェック！

問2：ほかにも色々あるけど，とりあえずこれだけは言えて欲しい.

問3：ちょっと難しいかも. 最初はざっくりわかればOK.

問4：共通言語になるので徐々に覚えよう！

問5：肺炎球菌はほとんどがペニシリンGに感受性あり！

問6：インフルエンザ桿菌も考慮すると，ペニシリンG（PCG）
よりもアミノペニシリンが望ましい. 基本的には外来で治
療可能なので，経口薬であるアモキシシリン（AMPC）と
までいえたらパーフェクト！

問7：VIP専用抗菌薬は必ず暗記.

問8：細かいものもあるけど，まずはこの2つを覚えておきたい.

問9：御三家の1つ.

2 セフェム系

セフェム系は分解して覚えよう！

　ペニシリン系さえ学んでしまえば，もうセフェム系なんて簡単です．もし難しく感じるとするならば，セフェム系の**種類が多すぎる**からでしょう．冒頭でも述べましたが，実際に使えるようになるべき抗菌薬はそこまで多くありません．セフェム系を制するコツは，余計なものを覚えないことと，ペニシリン系ではどれに対応するのかという2点です．

> **重要** 👆 **セフェム系といえば4つ**
>
> ▶第1世代セフェム系
> ▶第2世代セフェム系
> ▶第3世代セフェム系
> ▶第4世代セフェム系

　上記のようにセフェム系は「第○世代」というように分かれています．これはただ単に製薬会社が作った順番に分かれているのですが，**世代が低いものほどグラム陽性菌に効き，世代が高いものほどグラム陰性菌に効く**傾向にあるといわれています．

　この覚え方は有名ですが，これだけでは矛盾が生じてきます．そのため，著者はこの知識に加えて，世代を分解して覚えるという方法を提示します．こうすることで臨床とのギャップをほぼ解決できるので，本書では天沢式世代分割法（適当に命名）で学んでいきたいと思います．

第1世代セフェム系

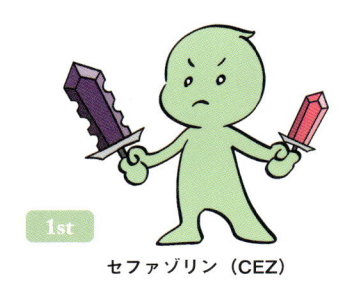

セファゾリン（CEZ）

　これは1対1対応で黄色ブドウ球菌（MSSA）用と覚えておきましょう．一般名としてはセファゾリン（CEZ）が代表的です．

　具体的な適応としては皮膚軟部組織感染症，化膿性関節炎，術後感染などですが，これらは黄色ブドウ球菌がおこす疾患です．つまり，黄色ブドウ球菌をターゲットにしたいときに使えばいいと言いかえられるので，わざわざ疾患1つひとつを覚える必要はありません．

　アミノペニシリンと同じくらいのスペクトラムをもっているので，レンサ球菌や一部のグラム陰性菌もカバーしています．

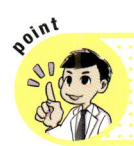

point

セファゾリン（CEZ）→アミノペニシリン＋MSSAをカバー！

第2世代セフェム系

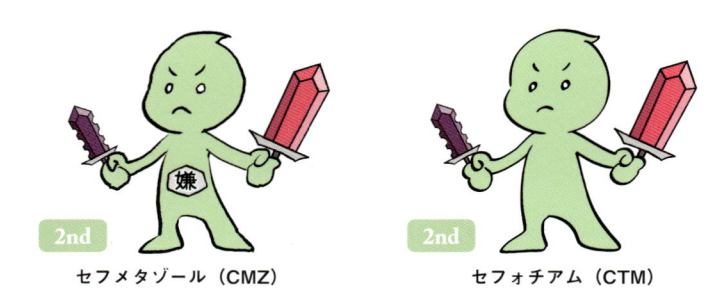

セフメタゾール（CMZ）　　　　　　セフォチアム（CTM）

　第2世代は2つに分けられます．1つ目は消化器科でよく使われる**セフメタゾール（CMZ）**というもので，スペクトラムとしてはMSSA，グラム陰性菌，嫌気性菌をカバーしています．しかし，スペクトラムを意識して使うことはほとんどなく，**軽症～中等症の腹腔内感染症にはとりあえずセフメタゾール（CMZ）**と簡略化して覚えてくれればいいと思います．ペニシリン系に類似するものは？　……なかったですね！

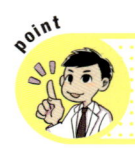

point

セフメタゾール（CMZ）→腹腔内感染症に1st choice！

　2つ目はcommon diseasesに使う**セフォチアム（CTM）**です．common diseasesを具体的に挙げると**肺炎**や**尿路感染症**など．セフォチアム（CTM）のスペクトラムとしては，MSSAを含むグラム陽性菌，グラム陰性菌あたりです．一見，セファゾリン（CEZ）と同じじゃん？　と思うかもしれませんが，グラム陰性菌をより多くカバーしている点で異なります（CEZのグラム陰性菌カバーはオマケみたいなものです）．

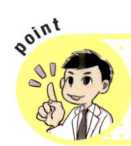

セフォチアム（CTM）
→肺炎や尿路感染症など common diseases に！

　同じ第2世代でも，嫌気性菌をメインターゲットにしているのか，common diseases をターゲットにしているのか全く異なるのがわかりますね．世代分けだけで対応できないのはこういうところなのです．

第4世代セフェム系

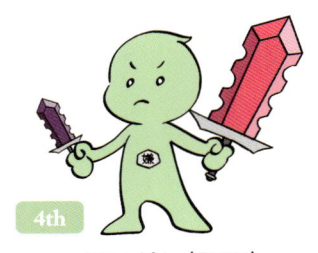

セフェピム（CFPM）

　1つ飛ばし，第4世代について．第4世代はシンプルに VIP 専用抗菌薬と覚えましょう．つまり，緑膿菌カバーが必要なときのみ出番があります．セフェピム（CFPM）が代表的で，スペクトラムとしてはグラム陽性菌（MSSA 含む），グラム陰性菌（緑膿菌含む），嫌気性菌と PIPC/TAZ とほぼ同等のスペクトラムをもっており，御三家の1つです．

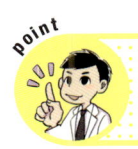

セフェピム（CFPM）→御三家の1つ

第3世代セフェム系

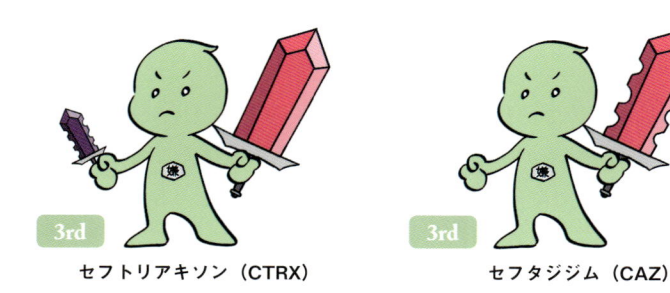

セフトリアキソン（CTRX）　　　　　セフタジジム（CAZ）

　第3世代は，第2世代と第4世代のちょうど中間のような立ち位置であり，1つは **common diseases** に，もう1つは **VIP 専用抗菌薬**に分類できます．

　common diseases 用の抗菌薬をセフトリアキソン（CTRX）といい，グラム陽性菌やグラム陰性菌にスペクトラムがあります．これはセフォチアム（CTM）とほぼ同じように感じると思いますが，よりグラム陰性菌に重きを置いている点で異なります．ペニシリン系でいえば，ちょうど ABPC/SBT に相当する抗菌薬になります．

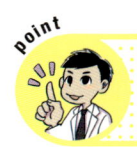

point

　セフトリアキソン（CTRX）→ common diseases に！

　第3世代の VIP 専用抗菌薬はセフタジジム（CAZ）といいます．セフェピム（CFPM）との大きな違いは，**グラム陽性菌にはほとんど効かない**という点です．そのため，緑膿菌だけでなくグラム陽性菌も外せない！　というときには当然セフェピム（CFPM）が望ましいといえるわけです．

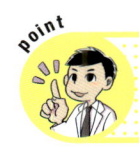

point

セフタジジム（CAZ）→VIP専用抗菌薬の1つ

さて，ちょっと混乱してきてしまったかもしれないので，全体をもう1度確認しておきましょう．同じまとめ方をしても能がないので，今度は用途でグループ分けをしてみます．

	抗菌薬	相当するペニシリン系
黄色ブドウ球菌（MSSA）用	CEZ	
腹腔内感染症用	CMZ	─
common diseases用	CTM	
	CTRX	AMPC/CVA，ABPC/SBT
VIP専用	CAZ	
	CFPM	PIPC/TAZ

まとめてみると，簡単に感じるんじゃないでしょうか．同じカテゴリー内の詳しい使い分けについては『使いこなす』編で学んでいくとして，CTMとCTRXは後者のほうがよりグラム陰性菌に強いイメージで，CAZとCFPMはグラム陽性菌をカバーするかどうかが主な違いです．

ここで1つ疑問が残りますね．ペニシリン系と類似するということは，ペニシリン系とセフェム系の使い分けはどうするのか？　ということ．ま，これについては焦らずに，まずは抗菌薬全体をみることを優先していきましょう．上記のこともそうですが，**使い分けこそが抗菌薬選択の醍醐味であり，臨床的要素が非常に強い**のです．なので，『使いこなす』編での学習が望ましいと思われるので，ここではとりあえずパスしておいてOK．

最後にもう 1 度，世代を分解するという考えを頭のなかにインプットするため，アルゴリズムを載せておきます．参考にしてください．

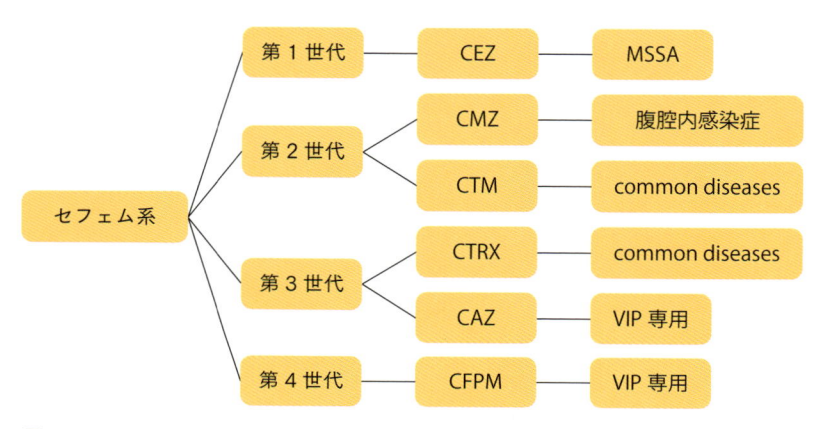

図 3-1　セフェム系を覚えるためのアルゴリズム

3 カルバペネム系

スペクトラムが広いほど覚えることは少ない

御三家，最後の 1 つです．イミペネム / シラスタチン（IPM/CS），パニペネム / ベタミプロン（PAPM/BP），メロペネム（MEPM），ドリペネム（DRPM）など種類はいろいろあるのですが，大差はあまりないので，1 つ知っていれば十分でしょう．よく使われているのはメロペネム（MEPM）あたりですかね．

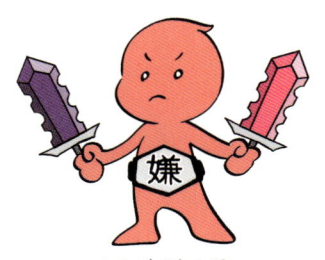

カルバペネム系

さて，最強？ といわれるだけあり，スペクトラムは非常に広く，グラム陽性菌（MSSA 含む），グラム陰性菌（緑膿菌含む），嫌気性菌とやはり PIPC/TAZ や CFPM と同じくらいのカバー力があります．

> **重要** 👉 **御三家（βラクタム系）といえば 3 つ**
>
> ▶ ピペラシリン / タゾバクタム（PIPC/TAZ）
> ▶ セフェピム（CFPM）
> ▶ カルバペネム系

ただし，御三家のなかでも，腸球菌をカバーしていないものがあるなど

多少の違いがありますし，耐性の種類によってはカルバペネム系しか効かないということもあります．とにかく，カルバペネム系を使うときは最重症のときのみと覚えておくといいと思います．覚えておくべきことはたったこれだけ．ね，簡単でしょ？

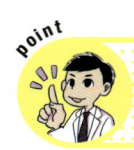

カルバペネム系→いざ，奥の手！

殺菌性・静菌性について

抗菌薬の成書を開くとまず出てくるのが，殺菌性か静菌性かという薬理学的なお話．しかし，実際の臨床でいちいち考えたりはしません．一般論としてβラクタム系（ペニシリン系，セフェム系，カルバペネム系）は殺菌性，ほかの抗菌薬は静菌性（菌の勢いを止める）が多いイメージだと思っておくといいでしょう．そして，傾向として殺菌性の抗菌薬は時間依存性，静菌性の抗菌薬は濃度依存性が多いのです．

時間依存性の抗菌薬は有効な血中濃度を保っている時間が長いほど効果が高く，濃度依存性の抗菌薬は血中濃度が高いほど効果が高いものです．それぞれメリット・デメリットがあり，時間依存性の抗菌薬は濃度をあまり高くしなくてよい分，副作用が少ないですが，頻回投与が必要になります．濃度依存性の抗菌薬は投与回数が少なくていいけど，副作用もそれなりに多いというのが挙げられます．

ただ，アモキシシリン（AMPC）は1日1回投与でいいかも……などともいわれており，時間依存性とか濃度依存性とかで一概には説明しがたいともいわれています．

なんだか難しい話になっちゃいましたが，投与量も投与回数も添付文書で決まっているものを使用すればいいので，わざわざ覚える必要なんてありません．ときどき日本の添付文書はけしからん！ とおっしゃっている先生もいますが，そういうのは専門レベルの話であり，非専門医が自分の考えで投与量や投与回数を添付文書から逸脱して使用するのは非常に危険といわざるをえません．適切な投与量の議論をするためにはこれらの知識が必要なのかもしれませんが，そのあたりは専門家にお任せするとしましょう．

皆さんは，βラクタム系は時間依存性で頻回投与が必要になる！ というシンプルなところだけ知っておけば十分でしょう．看護師さんに「なんでこんなに頻回投与しなきゃいけないの!!」といわれたときに，こういう理由だから…と説明できるかどうかはけっこう重要ですからね．

問 1 セフェム系抗菌薬の用途を 4 つで大別せよ.

答 MSSA 用，腹腔内感染症用
common diseases 用，VIP 専用

問 2 第 1 世代セフェム系の抗菌薬を答えよ.

答 セファゾリン（CEZ）

問 3 軽症〜中等症の腹腔内感染症に 1st choice の抗菌薬を答えよ.

答 セフメタゾール（CMZ）

問 4 市中肺炎によい適応であるセフェム系抗菌薬を 2 つ答えよ.

答 セフォチアム（CTM）
セフトリアキソン（CTRX）

問 5 緑膿菌だけを狙ったときの適切なセフェム系抗菌薬を答えよ.

答 セフタジジム（CAZ）

問 6 ABPC/SBT に相当するセフェム系抗菌薬を答えよ.

答 セフトリアキソン（CTRX）

問 7 PIPC/TAZ に相当するセフェム系抗菌薬を答えよ.

答 セフェピム（CFPM）

問8 超重症もしくは高度耐性菌が考慮されるときの 1st choice の抗菌薬を答えよ.

答 カルバペネム系

問9 βラクタム系は基本的に○○依存性で△△投与が効果を上げる. ○○と△△を埋めよ.

答 ○○＝時間，△△＝頻回

Amasawa's advice

問1：世代と用途をしっかり結び付けましょう！

問2：黄色ブドウ球菌に使える抗菌薬は少ないんですよ.

問3：消化器科でよく使われています.

問4：CTRX のほうがグラム陰性菌については効果を発揮します.

問5：CFPM と答えたアナタ！ 絞って使う心を忘れずに！

問6：どちらも市中肺炎によい適応です.

問7：御三家を思い出そう！

問8：カルバペネム系は奥義です.

問9：明日だれかにウンチク垂れちゃう？

4 マクロライド系

意外と広域？ マクロライド系の憂鬱

　βラクタム系の抗菌薬が終了し，ここからはガラッと変わった抗菌薬になっていきます．少し肩の力を抜いて，まずは全体のイメージをつかんでいきましょう．

　マクロライド系自体は，薬理的にも臨床的にも面白い特徴をもつ抗菌薬です．抗炎症作用や線毛運動の改善なんて効果もありますが，皆さんにおさえて欲しいのは，メインターゲットが非定型細菌であるということ．復習になりますが，非定型細菌といえばマイコプラズマ，クラミジア，リケッチアでしたね．例外的ですが，**レジオネラ**もここに含めておいてください．

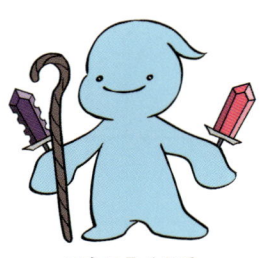

マクロライド系

重要 👆 **マクロライド系といえば 3 つ**

▶エリスロマイシン（EM）
▶クラリスロマイシン（CAM）
▶アジスロマイシン（AZM）

　上記のように3つほどありますが，マクロライド系≒アジスロマイシン（AZM）と覚えてしまってOK．エリスロマイシン（EM）やクラリスロマイシン（CAM）も使いドコロはあるのですが，これらよりも**副作用が少なく**，**利便性の高い**アジスロマイシン（AZM）が代表格なのです．

　どのくらい利便性が高いかというと，**1日1回投与**＆**経口投与**でいいのです．学生さんはあまりピンッと来ないかもしれませんが，これはすごいことなんですよ．βラクタム系だと多いものでは1日6回，つまり4時間おきに投与が必要なものもあり，なおかつ静注なので，入院しないとまず使用は難しいです．それと比べると，いかにアジスロマイシン（AZM）の利便性が高いかがわかります．

　「便利でラクなのがいいっすね〜〜」と考えるのは当然であり，それによってマクロライド系は乱用されるようになりました．
　乱用されるとはいっても，非定型細菌だけならそんなに使う機会は多くないのでは？　と考えたアナタ．……鋭い！

　実は，マクロライド系は**グラム陽性菌もカバー**しているのです．そのため，ペニシリン系にアレルギーのある人なんかでは**代替薬**として使用されてきました．また，小児にも安全に使用できるといわれているため，小児科でもよく処方されていたのです．

　が！

　乱用されてしまった結果，**グラム陽性菌の多くはマクロライド耐性となってしまいました**．その割合はなんと50%以上．半分以上効かないとなると，使いづらいと言わざるをえません．小児では使える抗菌薬にも限りがあるので，これは手痛い失敗となりました．

　そのためやはり，非定型細菌を考えるとき（例えば非定型肺炎など）に

使う抗菌薬と覚えておけば OK です．もちろん今でも，代替薬としてや小児の抗菌薬としての選択がなくなったわけではありません．しかし，グラム陽性菌に対してはほかによい選択肢がある以上，マクロライド系の出番が少ないのも事実です．

　さらに最近では，マクロライド耐性の非定型細菌も増えてきてしまっているので，安易な使用は控えたい抗菌薬の 1 つであります．

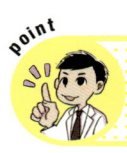

point マクロライド系→非定型細菌に効く！

5 テトラサイクリン系

意外と 1st choice の多い抗菌薬

　テトラサイクリン系はマクロライド系に近い抗菌薬になります．ただし，マクロライド系と比べるとやや曲者であり，適応を考えるうえでは注意が必要です．

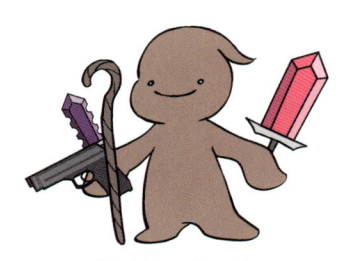

テトラサイクリン系

　テトラサイクリン系は以下の3つに分かれます．使い分けに関してはやはり『使いこなす』編で学ぶとして，まずはテトラサイクリン系と一括りにしておきましょう．

> **重要** 👆 **テトラサイクリン系といえば3つ**
>
> ▶テトラサイクリン（TC）
> ▶ドキシサイクリン（DOXY）
> ▶ミノサイクリン（MINO）

　テトラサイクリン系は非定型細菌への適応がありますが，グラム陽性菌，グラム陰性菌，さらにはマラリアなどの原虫にも効果を示す，スペクトラムの広い抗菌薬です．ただし，**グラム陽性菌の多くが耐性**であった

り，グラム陰性菌のうち**プロテウスはカバーしない**など少しクセのある一面もあります．

さて，何はともあれ重要なポイントである非定型細菌に焦点をあてていきましょう．このなかでも特にリケッチアに関してはマクロライド系よりもよい適応になります．国試でも「ツツガムシ病といえばテトラサイクリン系！」というのは有名な知識だったと思います．

ほかにマラリア（予防含む），ボレリア，ノカルジア，アクネ菌，ブルセラなどマニアックな菌にもよい適応であるテトラサイクリン系ですが，1つひとつ覚えていくのは非常に大変（かつ労力に見合わない）であるため，**変な細菌にはテトラサイクリン系の出番か！** と一考してくれればいいと思います．

マクロライド系に引き続いて短く感じたかもしれませんが，抗菌薬の中心となるのはペニシリン系やセフェム系なのです．ほかの抗菌薬については枝葉に過ぎないので，まずはざっくりとイメージを掴んでいくことが大事です．

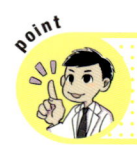

point テトラサイクリン系→非定型細菌と特殊な菌に使う！

6 ニューキノロン系

なんでもアリ!? な抗菌薬

　ニューキノロン系も非定型細菌へのスペクトラムがあります．なので，ここでまとめておきましょう．特にレジオネラに関してはマクロライド系やテトラサイクリン系よりもよい適応であることは覚えておくべきです．

重要 👆 **非定型細菌への抗菌薬といえば3つ**

▶マクロライド系
▶テトラサイクリン系
▶ニューキノロン系

　著者の経験でいうと，感染症治療に力を入れている先生ほど，このニューキノロン系を使うことに難色を示す傾向があります．理由はいろいろあると思いますが，**スペクトラムが非常に広いのに気軽に使われている**というのが1つ挙げられます．ニューキノロン系はグラム陽性菌（MSSA含む），グラム陰性菌（緑膿菌含む），一部の嫌気性菌，非定型細菌とほぼ全部を網羅しきっています．これは，御三家の抗菌薬よりも広いかもしれません．

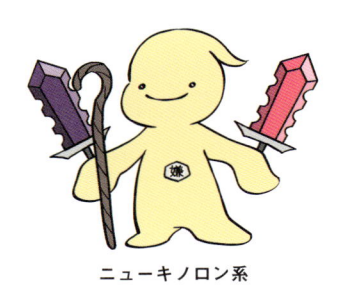

ニューキノロン系

重要 👆 ニューキノロン系といえば **2**つ

▶ シプロフロキサシン（CPFX）
▶ レボフロキサシン（LVFX）

この超広いスペクトラムに加えて，**1日1回経口投与**で OK，**副作用も そんなに多くない**というのが人気の理由です．極論してしまえば，診断が 間違っていてもたいていよくなってしまうのがニューキノロン系なので す！

「便利でラクなのがいいっすね〜〜」というのは人の常であり，これに 加えて誤診すらもなかったことにできるというのは，忙しい臨床現場にお いて相当強烈な誘惑になります．

本書をここまで読んでくれた皆さんにあえていう必要なんてないのです が，スペクトラムの広い抗菌薬≠優れた抗菌薬です．そして，**できるだけ 余計なものはカバーしないというのが現在の抗菌薬治療の考え方**であり， いかにこういった誘惑を断ち切れるかというのが，重要になってくるわけ です．

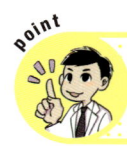

point

ニューキノロン系→気軽に使えてしまう最強の抗菌薬

ニューキノロン系はほぼなんでも効きまっせという感じで適応自体はた くさんありますが，これが 1st choice になる状況としては先に挙げたレ ジオネラくらいです．

column

ニューキノロン系を使うのは "悪" という風潮

　実は，著者はニューキノロン系を使うべきじゃない！　という強い意見をもっているわけではありません（意外でした？　笑）．専門家のなかには，頭ごなしにニューキノロン系は禁忌！　としかいわない人もいますが，実際に目の前の患者さんを診察して，1人ひとりの状況を踏まえたうえで治療方針を決めるのは，ほかならぬ皆さんです．ニューキノロン系が必要だと考えたならば，罪悪感など感じず，出すべきときにはしっかり出すべきだと個人的には思います．

　ラクしたいからというのは論外ですが，学んだことをどう使うかは皆さん1人ひとりに与えられた自由であるべきだと思いますし，考える自由を失った医療ほどつまらないものはないと個人的には思います．もちろん，しっかり勉強していないのに処方するのはNGです．知ったうえであえてするのと，知らずにするのとでは全く意味合いが違いますからね．

　誤解しないで欲しいですが，著者は現在多くの感染症医が掲げる「できるだけ狭く」のスローガンは合理的だと感じているし，大切なことだと思っています．ニューキノロン系を温存しておくことで後々助けられた経験もあります．ただそれを，今まさにこの本を読んでくださっている皆さんに強制したくはない，というスタンスです．これからの医療を担っていく人たちが何を信じるかは自由であるべきです．

　偉い先生がいっているから，専門医がいっているから，参考書に書いてあるから，有名な論文に書いてあるから，実際に経験したから，信頼している先輩に教えてもらったから，どんなことを信じて何から吸収するのか．強制など受けずに自分の医療を育てて欲しいと思います．そして，それを最高の形で患者さんに提供して欲しい．ああ，日本の医療の未来は明るいですね!!

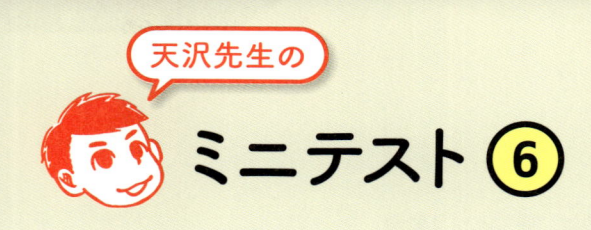

天沢先生の

ミニテスト⑥

問1 非定型細菌によく効く抗菌薬を3つ答えよ.

> **答** マクロライド系
> テトラサイクリン系
> ニューキノロン系

問2 問1のうち緑膿菌もカバーしている抗菌薬はどれか.

> **答** ニューキノロン系

問3 1日1回投与でよいマクロライド系抗菌薬の一般名を答えよ.

> **答** アジスロマイシン(AZM)

問4 問3以外のマクロライド系抗菌薬を2つ答えよ.

> **答** エリスロマイシン(EM)
> クラリスロマイシン(CAM)

問5 テトラサイクリン系抗菌薬の一般名を3つ答えよ.

> **答** テトラサイクリン(TC)
> ドキシサイクリン(DOXY)
> ミノサイクリン(MINO)

問6 ニューキノロン系抗菌薬の一般名を2つ答えよ.

> **答** シプロフロキサシン(CPFX)
> レボフロキサシン(LVFX)

問7 マイコプラズマに 1st choice である抗菌薬を答えよ.

答 マクロライド系

問8 レジオネラに 1st choice である抗菌薬を答えよ.

答 ニューキノロン系

問9 リケッチアに 1st choice である抗菌薬を答えよ.

答 テトラサイクリン系

Amasawa's advice

問1：非定型細菌を考えるときはこれらからまず検討しよう！
問2：緑膿菌をカバーしているかどうかはどんなときも大切な視点.
問3：マクロライド系≒アジスロマイシン（AZM）で OK.
問4：EM は頻回投与，CAM は1日2〜3回投与なんです.
問5：下2つを覚えたいところ.
問6：ほかにもたくさんあるけど，この2つだけで十分！
問7：テトラサイクリン系が次の選択肢.
問8：レジオネラ肺炎は致死的な疾患の1つで外せない！
問9：ツツガムシ病が有名ですね！

7 アミノグリコシド系

上級者向けの抗菌薬

国試では**腎毒性**や**耳毒性**の副作用が有名でしたね．これが強調されていることもあり，単剤での治療はなかなかハードルが高いのも事実です．

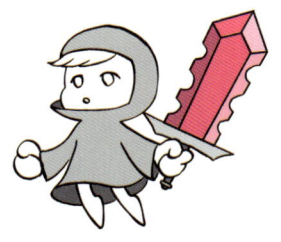

アミノグリコシド系

重要 👆 アミノグリコシド系といえば

ゲンタマイシン（GM），トブラマイシン（TOB），アミカシン（AMK）
アルベカシン（ABK），ストレプトマイシン（SM），カナマイシン（KM）

アミノグリコシド系はたくさん種類がありますが，とりあえず**ゲンタマイシン（GM）**だけおさえておけば〇K．アミノグリコシド系は**好気性のグラム陰性菌**によい適応なので，**緑膿菌**カバーがあるというのが大きな特徴です．

好気性とわざわざ書いたので察していると思いますが，**嫌気性菌には効きません**．閉鎖空間である膿瘍にも効果なし．小児や妊婦さんに禁忌であり，VIP専用抗菌薬でもあるため，重症患者さんにしか基本的に使いません．なおかつ上記で挙げたような副作用もある．

まとめると，めちゃめちゃ使いづらいという感想になります．

　……うーむ．

　特記すべき緑膿菌のカバーもほかの選択肢がある以上，なかなかアミノグリコシド系の出番がまわって来ないのも事実です．また，慣れた抗菌薬を使うというのが better なので，なおさら……．

　では，なぜそんな抗菌薬を大々的に1つの項として扱ったかというと，国試でよく出るから……というのは冗談で（笑），シナジー効果という特徴が臨床では役立つからです．これは，**とある抗菌薬の組み合わせでお互いの作用をパワーアップし合う**というものです．つまり，1＋1＞2になるって感じですね．身近な例で例えると，あんパンと牛乳はそれぞれ単体でもまぁおいしいですが，合わせるとヤバうまっ！　という感じです．

　アミノグリコシド系は，ペニシリン系との相性がバッチリであり，ペニシリン系の効果 UP を狙ってこれを追加することが臨床ではたびたびあるのです．具体的に使う場面などは『使いこなす』編で学ぶとして，**アミノグリコシド系は単剤よりもペニシリン系と併用して使うことが多い**とインプットしておいてください．

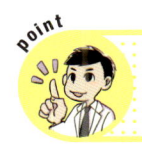

point

　アミノグリコシド系→
　　　　　単体では VIP 専用，複数ではシナジー効果！

8 その他覚えておきたい抗菌薬
臨床的にはどれも重要

ST 合剤（ST）

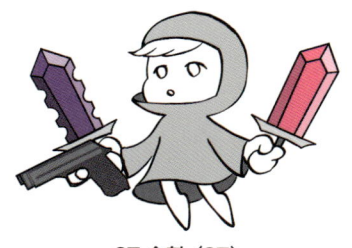

ST 合剤（ST）

　国試的には，**ニューモシスチス肺炎**や**トキソプラズマ**に使う抗菌薬として有名でしたね．あまりピンッとは来ない方も多いかもしれませんが，ST 合剤はグラム陽性菌・グラム陰性菌もカバーしているので，思ったよりも広域な抗菌薬の１つなのです．ただ，副作用が多い（というイメージがある）ため，なかなか選択肢に挙がりにくい抗菌薬の１つです．

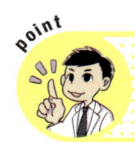

point

ST 合剤（ST）→ニューモシスチス肺炎に 1st choice ！

クリンダマイシン（CLDM）

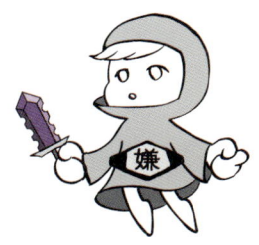

クリンダマイシン（CLDM）

　嫌気性菌によい適応です．しかし，腹腔内のバクテロイデスなどは耐性になっていることも多いため，イメージとしては横隔膜より上の嫌気性菌に使用すると覚えておくと◎です．

　国試的には**偽膜性腸炎の原因になりやすい**ことで有名でしたね．ただ，実際はセフェム系も同等くらいで起こるといわれているため，クリンダマイシン（CLDM）だけ悪者扱いはいけません．

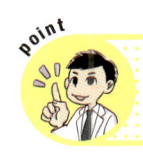

point

　クリンダマイシン（CLDM）→横隔膜より上の嫌気性菌に！

メトロニダゾール（MNZ）

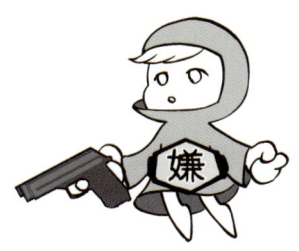

メトロニダゾール（MNZ）

　横隔膜より上の嫌気性菌に使うのがクリンダマイシン（CLDM）でした．それならば当然，横隔膜より下の嫌気性菌に使うものもあっていいわけで，それがメトロニダゾール（MNZ）になります．具体的には**バクテロイデス**や ***C. difficile*** によい適応です．

　メトロニダゾール（MNZ）はちょっと面白い抗菌薬で，膿瘍にもよく届くし，原虫の一部もカバーしているのですが，通常のグラム陽性菌やグラム陰性菌には効かないという特徴があります．今まで扱ってきた抗菌薬たちとはちょっと異色の抗菌薬といえるでしょう．

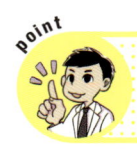

point

メトロニダゾール（MNZ）→横隔膜より下の嫌気性菌に使う！

バンコマイシン（VCM）

　MRSA 専用の抗菌薬です．MRSA を考えるときはまずこれ！　というくらい有名です．忘れられがちですが，**グラム陽性菌はほぼ全てカバーしている**広域な抗菌薬になります．そのため，安易な使用は御法度!! やや Advanced ですが，**C. difficile による偽膜性腸炎**の治療にも使うことがあるというのは覚えておいてください．

リネゾリド（LZD）

　MRSA 専用の抗菌薬です．バンコマイシン（VCM）が何らかの理由で使えないときに，次の手として考慮するとよいでしょう．

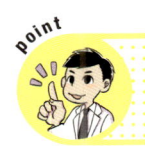

point

　バンコマイシン（VCM）・リネゾリド（LZD）→ MRSA に！

ミニテスト ⑦

問1 アミノグリコシド系抗菌薬の主な副作用を2つ答えよ.

答 腎毒性, 耳毒性

問2 アミノグリコシド系抗菌薬で代表的な抗結核薬を1つ答えよ.

答 ストレプトマイシン(SM)

問3 アミノグリコシド系抗菌薬の主なターゲットを答えよ.

答 好気性のグラム陰性菌

問4 アミノグリコシド系抗菌薬を単剤で使う状況を述べよ.

答 重症かつ緑膿菌が疑われるとき

問5 シナジー効果のある抗菌薬の組み合わせを1つ述べよ.

答 ペニシリン系×アミノグリコシド系

問6 ST合剤が1st choiceになる菌を2つ答えよ.

答 ニューモシスチス, トキソプラズマ

問7 横隔膜より上の嫌気性菌に使う抗菌薬を答えよ.

答 クリンダマイシン(CLDM)

問8 横隔膜より下の嫌気性菌に使う抗菌薬を答えよ.

答 メトロニダゾール(MNZ)

問9 MRSA に使用する抗菌薬を2つ答えよ.

答 バンコマイシン(VCM)
リネゾリド(LZD)

Amasawa's advice

問1：「ジジ」で覚えるよね.
問2：国試で頻出ですね！
問3：「緑膿菌」を覚えておくだけでも十分です.
問4：単剤使用はほとんどないかも.
問5：実は ST 合剤の「S」と「T」もシナジー効果の組み合わせです.
問6：まずはこの2つ. ST 合剤は意外に広域抗菌薬です.
問7：ABPC/SBT も有効です.
問8：CMZ も有効です.
問9：MRSA に対してはそれ専用のものを使います.

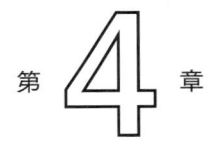

第 4 章

感染症の
傾向と対策

1 感染症に立ち向かうために
感染症の傾向と対策

　まず，感染症といえばどんな疾患を思い浮かべるでしょうか？　なんとなく漠然としたイメージを抱いている人も多いと思います．

　感染症を勉強するときには，細菌→疾患→症状という流れで通常は勉強します．本書もそうですね．しかし，実際の臨床では**症状→疾患→細菌と真逆の思考をたどる**ことになります．

　皆さんはこれから疾患について学んでいくわけですが，その知識をインプットしてしまう前に臨床的な視点を1つ学んで欲しいと思います．

　感染症において，症状→疾患にいくためには何が必要でしょうか．基本的には「急性発症」「発熱」は感染症を考えるキッカケになります．もちろん，慢性の経過をたどるものや発熱を伴わないような感染症もありますが，そういった一部の例外にとらわれず，まずは原則を学ぶことが大切です．

　しかし，これだけでは膨大にある感染症疾患の海に溺れてしまうことでしょう．感染症を想起し，具体的な疾患名を挙げるためにはもう1つの要素が必要です．それは，臓器症状です．

　例えば，急性発症の発熱＋咳とくれば呼吸器感染症を考えますし，急性発症の発熱＋耳痛とくれば耳の感染症を考えるという具合です．そんなに難しい話じゃありませんね．逆に，臓器症状を伴わない発熱の原因特定はなかなか困難であるともいえます．

　急性発症の発熱→感染症を考える，感染症＋臓器症状→疾患を考えるというstepをクリアしたら，あと必要な情報はどんな細菌が原因かということです．1番確実なのは培養ですね．代表的なものだと血液培養，喀痰

培養，尿培養，便培養など．しかし，**培養は結果が出るまで時間がかかってしまいます**．細菌の正体がわかったときにはもう患者さんは亡くなってしまった，なんてことになっては全く意味がありません．重症な感染症ほどいかに早く抗菌薬を投与できるかが大事なので，わからないからと治療が大幅に遅れてしまうことはいけません．

そのため，疾患から微生物を経験的に予想するというプロセスが必要になります．それができて初めて，皆さんが今まで学んできた知識を活かせるときがくるわけです．もし仮に，培養結果がすぐに出るような技術が開発されたなら，抗菌薬の勉強だけでいいでしょう（しかも，感受性も合わせて出せるなら抗菌薬の勉強すらほとんど不要になってしまいます）．

まとめると，目の前の患者さんの症状から疾患（感染臓器）を考え，その疾患を起こす菌を予測する，そしてその菌をカバーするための抗菌薬を使用するというのが，感染症治療の王道になるのです．

> **重要** 🖐 **感染症診療の主な流れ3つ**
>
> ▶①症状から疾患（感染臓器）を考える
> ▶②疾患から細菌を経験的に予測する
> ▶③予測した細菌に適切な抗菌薬を使用する

ということで，上記はこれからいかなるものを学ぼうとも根っこの部分の考えになってくるので，常に忘れずにいてください．上記のことを意識して学習することで，**どこがポイントなのか**がみえてくるようになり，感染症診療はグッと楽しくなること間違いありません．

top-to-bottom の考え方

「①症状から疾患（感染臓器）を考える」について，説明を加える必要があります．疾患を考える（診断する）ためには，ほかにも強力な武器があります．それは身体所見です．「発熱」を主訴にきた人に，とりあえず頭から足の先まで一通り身体所見をとることを top-to-bottom といいます（図 4-1）．

もちろん，血液検査，胸部 X 線，尿検査など客観的なものも大切なのですが，検査は病歴・身体所見からある程度当たりをつけてからでないと誤診のもとになることがあるのです．そのため，特に感染症診療では病歴・身体所見の質の差が診断率に大きく寄与します．

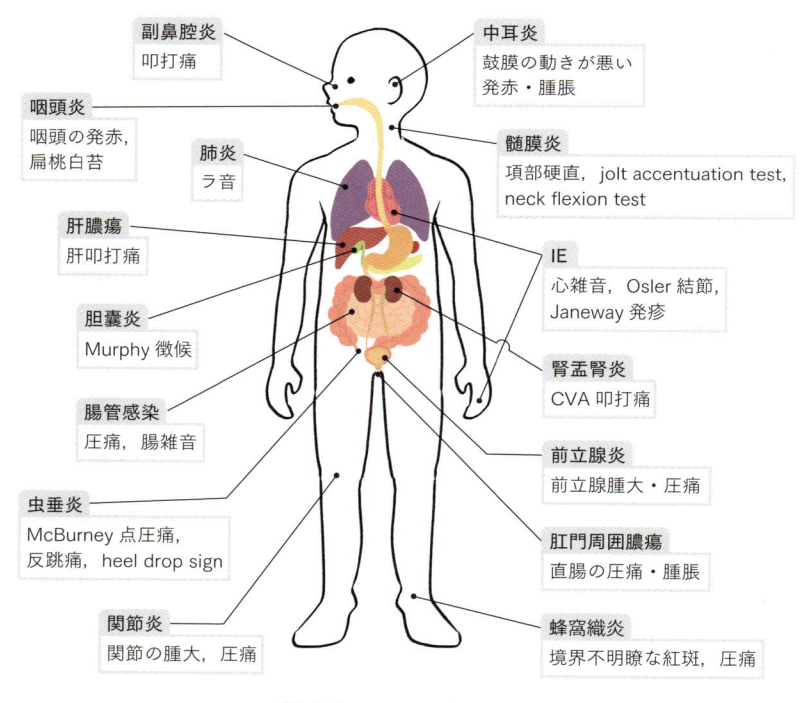

副鼻腔炎
叩打痛

咽頭炎
咽頭の発赤，
扁桃白苔

肺炎
ラ音

肝膿瘍
肝叩打痛

胆嚢炎
Murphy 徴候

腸管感染
圧痛，腸雑音

虫垂炎
McBurney 点圧痛，
反跳痛，heel drop sign

関節炎
関節の腫大，圧痛

中耳炎
鼓膜の動きが悪い
発赤・腫脹

髄膜炎
項部硬直，jolt accentuation test,
neck flexion test

IE
心雑音，Osler 結節，
Janeway 発疹

腎盂腎炎
CVA 叩打痛

前立腺炎
前立腺腫大・圧痛

肛門周囲膿瘍
直腸の圧痛・腫脹

蜂窩織炎
境界不明瞭な紅斑，圧痛

図 4-1　top-to-bottom

グラム染色の考え方

　また，「②疾患から細菌を経験的に予測する」にも付け足しが必要です．疾患ごとにおおよその菌の推定はできますが，さらに絞ることができるのが**グラム染色**です．第2章でグラム染色ごとに覚えてもらっていたのは，これが理由です．

　例えば，「肺炎」を例に挙げましょう．市中肺炎の主な原因菌としては肺炎球菌，インフルエンザ桿菌，モラクセラ・カタラーリス，マイコプラズマ，レジオネラ，クラミジアあたりになります．

　最初からこれらすべてをカバーするような抗菌薬を選択するのも間違いではありませんが，喀痰をグラム染色し，例えばグラム陽性双球菌がみえたら肺炎球菌性肺炎と診断できます．もちろん，マイコプラズマなどの混合感染の可能性がないとはいえませんが，待てる状況（患者さんの状態がよいなど）であれば，それのみをターゲットにスペクトラムを狭くして治療することも可能なのです．同様にグラム陰性桿菌ならインフルエンザ桿菌，グラム陰性球菌ならモラクセラ・カタラーリスとあたりをつけられますよね．

　また，グラム染色は**効果判定**にも有用です．抗菌薬治療を行って細菌が消失したかどうかは，CRPなんかの炎症反応よりも鋭敏な指標といわれています．

天沢が
研修医時代に
感じたこと

身体所見の大切さ

　このコーナーでは著者が研修医時代に経験した思い出症例をいくつか紹介していきたいと思います．なかには今考えるととんでもなく恥ずかしい失敗談もありますが，研修医になるとわかるわかる！　と思ってもらえるようなものも多いはずです．

　臨床を長くされている先生方のアドバイスは非常に的確なのですが，研修医レベルでは得てして意味のないことも少なくありません．研修医でつまずくところはだいたいみんな同じであり，そんな皆さんに役立つ or クスッとくるような話をしていきたいと思います．

　82 歳女性．もともと認知症があり，家族がいつもとなにかが違うと思い救急要請．働き始めて最初の当直でした．よし！　病歴・身体所見をしっかりとって鑑別を挙げる．そしてそれに必要な検査をオーダーするぞ！　と頭のなかでシミュレーションしていたのですが……

ご本人から全く病歴がとれない（´・д・`）．

　自分が描いていたパターンをいきなり逸脱したため，頭のなかは真っ白．家族に聞いても「なんか変なんですよー」としかいってくれないし，熱が 38.3℃ある以外に救急隊からも情報なし．

　「急性の発熱」という情報のみ．これはきっつい (T ω T)．

とりあえず悩んでいてもしょうがないので，既往歴や常用薬などをひと通り check．しかし，手がかりになるようなものはなし．身体所見もひと通りとりましたが，そもそも自分がとった所見に全く自信なし．なんとなく両背側で coarse crackles を聴取したような気がしたけど，それが本当に coarse crackles なのかも不明．ほかどこを触っても「痛いよ！ 帰る!!」と仰られるのみ．あとは，下肢に軽い edema があるようなないような……もう心が折れかけていたので，とりあえず検査に GO（涙）．

ところが採血をトライするもとれず．結局，血液培養も合わせて看護師さんにお願いすることに．その後，胸部 X 線をお願いすると検査室から「先生，立位のオーダーなんて無理ですよ．ちゃんと患者さん診てるんですか？」とお叱りの電話．そんなこんなで撮ってもらった座位の胸部 X 線は国試でみていた立位の胸部 X 線とは違って評価が難しく，crackles を聴取したような気がした部位がなんとなく白っぽくなっているようにみえました．尿検査は細菌や亜硝酸塩は陰性だけど，WBC（2＋）．……尿路感染症?? さらに心は折れていきました．

採血結果は，炎症反応が高いけれどその他パッとせず．……肺炎?? あまり覚えていませんが，しっちゃかめっちゃかなプレゼンテーションで上級医にコンサルト．すぐに診察に来てくれました．

驚いたのは，すごく丁寧な身体所見から始まったことです．正直な話，身体所見を率先して行う先生を実際にはあまり見たことがありませんでした．病院実習の頃にも「まずデータみせて！」という先生が多かったイメージだったのですが，その先生は患者さんの頭髪をかき分けるところから始まり，あらゆる部位の所見を細かくとっていったのです．最後に下肢にたどりついて靴下を脱がせたところ，足背が真っ赤に腫れていました．診断は「蜂窩織炎」．

　「高齢者からは病歴がとれないことも多い．そんなときは身体所見に時間をかけるのがポイントだよ．一般的に病歴は感度が高く，身体所見は特異度が高いといわれているけれど，丁寧に診察をすれば病歴に匹敵するくらいの情報が得られることもあるよ」

　カッコ良すぎました (T_T).

　今思い返すと，鼻血が出るくらいダメレジだったのですが，1番の問題点は四肢の edema をチェックしていたにもかかわらず，靴下を脱がすという行程を怠ったことです．こんなの1年目だろうが，5年目だろうが，10年目だろうが，サボらなかったかどうかの差でしかありません．診断をつけることに焦り，基本を疎かにして検査に走ったのが不正解でした．

　ま，でも同期も最初は似たようなものだったし，研修医の最初の頃ってこんなものかなーとも思います（笑）．ポジティブ過ぎ!!　と思うかもしれませんが，多少楽観的な方が2年間心身共に健康で研修するポイントとも思います．今，同じミスをしたらさすがに落ち込みますが（^^;）.

　忙しい臨床のなかでは，身体所見を絞ってしまうことも多いですが，病歴の信憑性が低いときには，ぜひとも身体所見に時間をかけることをオススメします．はじめは誰しも自分の身体所見に自信がないものです．数をこなせばなんとかなるものですが，こればかりは経験を通さずして学ぶことはできません．そのため，まずはたくさんの正常所見を診ることです．「なにかがおかしい？」と思えるようになるだけでも，十分すごいことですよ!!

　ちなみにcracklesの件ですが，高齢者の場合は生理的に聴こえることがよくあります（特に寝たきりの方の場合）．本物の場合は「プツプツ」という音が複数回聴こえるのに対し，生理的なものは1，2回聴こえる程度です．これも活字にするとなんだかショボい感じですが，実際の聴診所見としては非常に役立っています．

2 髄膜炎

髄膜炎は国試のようにいかない

　稀な疾患ですが，致死的な疾患の1つなのでとても重要です．特に細菌が原因の場合は1分1秒を争うといっても過言ではありません．

　……とさらっと言いましたが，腰椎穿刺をして髄液検査をしないと安全に除外はできません．また，非典型的な症状のことも少なくなく，髄膜炎の診断は非常に難しいといわれています．しかも初学者の場合は覚えることも多い（T_T）．まぁ，臨床をやっていくうえでは常に忘れてはならない重要な疾患なので，少しくらい気をはって学ぶくらいがちょうどいいのかもしれませんけどね．

👆 **細菌性髄膜炎**

- ▶起因菌：肺炎球菌，インフルエンザ桿菌，髄膜炎菌，リステリア　　　黄色ブドウ球菌，緑膿菌，腸球菌
- ▶症状：発熱，頭痛，悪心・嘔吐，意識障害，痙攣
- ▶身体所見：項部硬直などの髄膜刺激徴候，神経所見
- ▶検査：血液検査，髄液検査，（頭部 CT）
- ▶治療：抗菌薬＋ステロイド
- ▶ほかの原因：ウイルス，結核，梅毒，真菌，悪性腫瘍，膠原病，薬剤

起因菌

　髄膜炎における起因菌の推定は非常に重要です．というのもカバーを外したら取り返しがつかないから．そのため，髄膜炎では推測される菌をしっかりカバーしておくのが重要です．本書ではスペクトラムを絞った抗菌薬の使用を目指していますが，カバー不足で予後を変えるような使い方

をしてはいけません．耐性菌は作らなかったけど，患者さんが亡くなって
しまった……ではなんの意味もありませんよね．

　どんな場合にも考える必要があるのは，肺炎球菌，インフルエンザ桿
菌，髄膜炎菌の３つ．高齢者の場合はこれにリステリアも加えておきま
しょう．免疫不全者や脳外科手術後の患者さんでは緑膿菌，黄色ブドウ球
菌，腸球菌なんかも関与してきます．
　主な起因菌としてはこんなところです．ポイントとしては赤太字の菌は
グラム染色で全部違うということ．GPC，GPR，GNC，GNR それぞれ
１つずつですね．髄液をグラム染色する意義は非常に高いといえそうです．

　さて，１点気になるのがリステリアについて．高齢者って具体的には何
歳？　と思うのは当然の疑問だと思います．一応，教科書的には50 歳以
上でカバーが必要といわれています．ただ，これはあくまで１つの目安
に過ぎません．48 歳だから不要とかそういう簡単な話でもなく，**経験が
少ないうちは迷ったらリステリアもカバーしておくのがいい**と思います．

　まぁ，研修医の頃に髄膜炎を１人だけで治療するという状況はまずな
いと思うので，上級医の先生がどう判断するのかをしっかりみておきま
しょう．わかったうえで過程をみるのと，なんとなくみるのとでは，全然
会得できることが違います．

症状

　局所症状を示すものは「頭痛」「意識障害」です．ただ，そう簡単にい
かないんです．国試的には発熱＋頭痛＋嘔吐にあらかじめ髄液検査がつい
ていて，細胞数増多・糖低下で，はい，簡単！　って感じだったかと思い
ますが，実際には発熱したら頭が痛くなるのは当然だし，症状があやふや
な人も多いです．
　そのため，国試の発熱＋頭痛＋嘔吐→髄膜炎という方程式は，実際の臨

床では使えません．２年間研修をしていて，本物の細菌性髄膜炎に出会うのはせいぜい３〜４例がいいところでしょう．そのくらい稀な疾患なのです．それに対して，発熱による頭痛や嘔吐は軽症も含めるとかなりの数になります．その人たち全員にルンバール（腰椎穿刺）をするというのは，正直うーーんといった感じです．

さらに迷わせるのが，頭痛を伴わない髄膜炎や発熱のない髄膜炎もあるということ！　いったいなにを手がかりにすればいいんじゃ！　って感じですよね（^^;）．だからこそ，髄膜炎は難しい！　といわれているのです．

では，具体的にどう対応していけばいいのか，著者的なアドバイスをし

新生児の髄膜炎

例外は新生児くらいです．新生児の場合は，大腸菌・アガラクチア菌（Ｂ群β溶連菌）が主な起因菌となります．ちなみに新生児とは生後30日以内の子どものことで，１か月〜１歳までは乳児にあたります．乳児の起因菌は成人とほぼ同じなので，上記の菌はごく限られた期間の起因菌だとわかりますね．

小児科医や小児救急医には重要といえますが，多くの方にとってはオーバーワークな知識かと思います．ほとんどの人は一生診ることはないでしょうし，新生児の髄膜炎治療は専門医のもとで行われるべきです．でも万が一ということもあるかも…と考えるかもしれませんが，医学の知識はすべてそう言えてしまいます．膨大な知識を１人で得ることは不可能であり，何かを覚えるということは何かを覚えないという選択肢をとっているので，結局例外中の例外を覚えても仕方がないという結論になるはずです．とにかく，新生児の髄膜炎は即コンサルト！　というのを頭においておけばいいでしょう．

ておきます．鍵は**全身状態**と**経過**の２つをみることです．致死的な疾患であるがゆえに，本物の細菌性髄膜炎はみるみるうちに全身状態が悪くなっていきます．発熱＋頭痛に加えて全身状態も悪ければ，ルンバールは必須といえるでしょう．逆に全身状態がよければ待つということもアリです．

　そう，この「待てる」という選択肢をもつ勇気が大切です．全身状態がいいから細菌性髄膜炎じゃない！　とはいえませんが，経過をみて判断するのは余計なルンバールを減らせる唯一の方法だと思っています．刻々と悪化していくなら，やはりルンバールは必須といえますし，よくなっていくようであれば，すぐに必要とはいいがたいでしょう．髄膜炎の対応において無駄な時間を過ごすのは禁忌ですが，現実問題としてその理想にすべて当てはめるのはかなり無理があると個人的には思います．もちろん，ガチガチの典型例だったら１分１秒無駄にせずルンバールまでいく必要がありますが．

　まぁ，なかなかクリアカットにもいかない髄膜炎ですが，一度でも本当の細菌性髄膜炎を診ることで「本物」とはどの程度なのかがわかると思います．**この感覚はエビデンスでは絶対に表現できない領域であり，「経験知」とも言いかえられるものです**．机上で得ることは不可能なので，初めは「髄膜炎かも！」と思ったら即上級医にコンサルトし，この直感力を養っていきましょう．多少オーバートリアージ気味のほうがいいと思います．一番いけないのは上級医の許可なく，ルンバールを施行してしまうことですね．

　まとめると発熱＋頭痛では髄膜炎を鑑別に挙げるのは当然として，重要なことはルンバールをすべきかどうかの判断に集約されます．全身状態と経過をみて，髄膜炎かどうかの判断を慎重にしていきましょう．もちろん，意識障害で来た場合は頭痛を訴えないので，意識障害の鑑別としても髄膜炎を考えることは必須です．

身体所見

髄膜刺激徴候といえば，**項部硬直**，Kernig 徴候，Brudzinski 徴候，jolt accentuation test，neck flexion test の 5 つが有名な所見です．これらの感度・特異度についてまとめてみたので参考にしてみてください．

	感度	特異度
項部硬直	30	68
Kernig 徴候	14	92
Brudzinski 徴候	11	93
jolt accentuation test	97	60
neck flexion test	81	39

診断学において，同じ病態生理の所見を重ねてはいけないという原則があります．しかし，ここでは難しい話はさておき，**jolt accentuation test や neck flexion test は除外にそこそこ使え，髄膜炎の確率をグッと上げるような身体所見はない**ということだけ覚えておいてください．

検査

やはり腰椎穿刺をしてみないと髄膜炎かどうかの最終判断はできません．「風邪で頭が痛いです…」という人はたいていそのとおりなのです

> **column**
>
> **小児の髄膜炎**
>
> 上記の表は成人のデータであり，子どもの場合はちょっと異なります．子どもの場合は全身状態と項部硬直が有用な所見といわれています．大人も子どもも両方診なければいけない状況ならば，そういった違いをおさえておくことも大切です．

が，稀に髄膜炎が紛れていることも……．**バイタル異常があるとき，ほかの熱源で説明できないとき，joltが陽性であるとき，悪化傾向であるとき**，などを総合的にみて判断するようにしましょう．

また，血液培養も有用です．起因菌を**50％同定してくれます**．意外に少ないな〜と感じた人も多いかと思いますが，起因菌の確定や感受性はもちろん，髄膜炎じゃなかったときに診断を考え直すヒントになるなど，しばしば役に立ちます．

治療

治療の根幹となるのはセフトリアキソン（CTRX）になります．これによって肺炎球菌，インフルエンザ桿菌，髄膜炎菌など主要な菌をカバーできるから．ただし，肺炎球菌はときどき耐性を考慮し，バンコマイシン（VCM）を併用します（MRSAもカバー）．また，リステリアや腸球菌の可能性があればアンピシリン（ABPC）も欠かせません．

髄膜炎における抗菌薬の選択は，ほぼこれ一択になります．1つひとつ確認しながら覚えるのは難しいかもしれませんが，どんな起因菌に対してどういう抗菌薬を使用するべきかを理屈で覚えていれば，そう難しくはないでしょう．

さて，やや Advanced になりますが，ステロイドを抗菌薬の前に投与するということも，髄膜炎において大事な治療です．感染症にステロイド!?と思うかもしれませんが，ステロイドを使ったほうが合併症を減らせるといわれています．機序は過剰な炎症をおさえるから…といわれていますが，明確なことはわかっていません．ポイントは，**抗菌薬の投与前じゃないと意味がない**という点です．

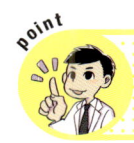

point

髄膜炎の治療→ステロイド ＋CTRX＋VCM（＋ABPC）

119

一言の大切さ

　当直の日に，風邪を引いてしまいました．発熱があって，頭もボーっとする．首を素早くブンブン振ると頭はガンガン．jolt accentuation test なんて陽性になって当たり前だろ！ とツッコまずにはいられませんでした．そういうときに限って，当直は荒れるものです(T_T)．

　25歳の若い男性が今日からの発熱と頭痛で来院．vital signs も正常範囲内で特に既往もなし．2週間くらい前から鼻水があったこと以外は特に変わりなかったと．

　「今の私と一緒ですね～」なんて冗談をいいながら，一通りの診察を終えました．特に有意な所見はなく，熱源はよくわかりませんでした．しかし，見た目も元気そうなので今日のところは帰れるな，と思いアセトアミノフェン（カロナール®）を処方し，帰宅の方針としました．「症状が強くなるようならまた来てください」と一言を添えて…．

　数時間後，再び来院．「頭の痛みがめちゃくちゃ強くなってきた」と……．頻呼吸あり，jolt も陽性，2度目の受診で悪化傾向ということも重なり，腰椎穿刺を行ったところ，無菌性髄膜炎の診断となりました．

　今振り返ってみても，明らかに間違った対応ではないと思います．

全例腰椎穿刺をすべき！ という先生もいらっしゃいますが，忙しいなかで現実的ではないし，救急外来をまわすことが不可能になってしまうでしょう．

　1 点大きく反省すべきだったのは，**自分と同じ状況の彼を最初から自分と重ねてしまったこと**です．発熱＋頭痛ときたら，誰しも髄膜炎をまず鑑別に挙げると思いますが，発熱に伴う頭痛のほうが圧倒的に多いという事実に甘えてしまい，きちんとしたリスク説明を怠ったことです．このときはたまたま戻ってきてくれたからいいものの，2 回病院に行くというのは，患者さんにしてみればハードルが高いものです．どうなったらまた来るべきなのか，いくら忙しかったとしてもきちんと話すことが重要です．同時に，初心を忘れてはいけないなと痛感させられた 1 例でした．

　…ちなみに自分もその後頭痛がひどくなっていったけど，腰椎穿刺の適応になってしまうのかな……？ うーーん，腰椎穿刺はうまい人にやってもらいたいなぁ．

3 中耳炎・副鼻腔炎

抗菌薬は必要？

🖐 急性中耳炎

- ▶好発：乳幼児
- ▶起因菌：肺炎球菌，インフルエンザ桿菌，モラクセラ・カタラーリス
- ▶症状：発熱，耳痛
- ▶検査：耳鏡（発赤，腫脹，動きが悪い）
- ▶治療：経過観察，抗菌薬，鼓膜切開

起因菌

　首より上の疾患の起因菌はだいたい類似します．肺炎球菌，インフルエンザ桿菌は定番で，モラクセラ・カタラーリスまで覚えておけばバッチリでしょう．

症状

　基本的には乳幼児の疾患であり，発熱に加えて耳痛の局所症状を伴うのが特徴的です．乳児の場合にはまだ的確な表現ができないため，しきりに耳を触るなどが手がかりになります．

検査

　乳幼児の発熱には耳鏡が必須です．身体所見と同じと考え，ルーチンで行っていきましょう．所見としては鼓膜の発赤・腫脹が国試的には有名ですね．ただし，啼泣だけでも赤くなるので，鼓膜の動きが悪いという点に

も注目です.

治療

　肺炎球菌，インフルエンザ桿菌，モラクセラ・カタラーリスをすべてカバーしようとすると，セフトリアキソン（CTRX）などの広域抗菌薬が必要に感じるかもしれませんが，アモキシシリン（AMPC）で十分です.

　というのも，中耳炎は外来で治療可能な疾患であるため，**経口投与ができるもの**が望ましく，なおかつ**小児に安全に使用できる**抗菌薬が望ましいからです.そうなってくるとβラクタム系かマクロライド系になりますが，マクロライド系は耐性の肺炎球菌も多いため，βラクタム系（特にペニシリン系）からの選択になります.

　一度，抗菌薬の章を見返してみましょう.ペニシリン系で経口投与できるものといえば，アモキシシリン（AMPC）かアモキシシリン／クラブラン酸（AMPC/CVA）くらいしかないことに気がつくと思います.前者で効きが悪いときにはβラクタマーゼ産生菌の可能性を考慮して後者を使ってもいいですが，1st choice はあくまでアモキシシリン（AMPC）です.

　また，軽症であれば抗菌薬を使用せずに経過観察するというのもよい選択です.どんな抗菌薬を使うにせよ，リスクはつきものなので，自然に治ってしまうような疾患には，抗菌薬を使わないというのも立派な治療の1つなのです.

　ちなみに，どういうときに重症の急性中耳炎と捉えるかというと，2歳未満，38.5℃以上の発熱，鼓膜全体の発赤・膨隆，耳漏ありなどです.細かい話は抜きにして強い炎症所見があれば抗菌薬の適応だと思っておけばいいと思います.

急性副鼻腔炎

> ▶起因菌：肺炎球菌，インフルエンザ桿菌，モラクセラ・カタラーリス
>   黄色ブドウ球菌，ウイルス
> ▶症状：発熱，膿性鼻汁，頭重感，鼻閉，後鼻漏，嗅覚障害
> ▶身体所見：副鼻腔領域の叩打痛
> ▶検査：副鼻腔 X 線（Waters 法），頭部 CT
> ▶治療：経過観察，抗菌薬

起因菌

　急性中耳炎と同様に肺炎球菌，インフルエンザ桿菌，モラクセラ・カタラーリスが代表的な起因菌になります．覚えやすいですね．

症状

　局所症状として膿性鼻汁がありますが，頭重感や後鼻漏によって生じる咳嗽で来院することもよくあります．「頭痛」の鑑別に急性副鼻腔炎を挙げられたら，なかなか素晴らしいと思います．

身体所見

　副鼻腔領域の叩打痛があてになるといわれていますが，実際にはなかなか所見として出てこないこともしばしば．あれば副鼻腔炎といえそうですが，なくても副鼻腔炎を否定とはいきません．

検査

　国試的には CT で副鼻腔領域に貯留物をみつければ診断になっていたと思いますが，CT では感度が高すぎるという問題があります．逆に副鼻腔 X 線（Waters 法）は感度がイマイチ．実際にどう使い分けるかという

と，確定診断には Waters 法，除外診断には頭部 CT が有用と覚えておくといいでしょう．しかし，**一番大切なのは臨床症状**であり，ほかの疾患が考えにくければ画像なしで診断しても OK です．

治療

治療は急性中耳炎とほぼ一緒．軽症なら経過観察でいいし，症状が強い場合はアモキシシリン（AMPC）やアモキシシリン・クラブラン酸（AMPC/CVA）を検討しましょう．もともと，中耳や副鼻腔は清潔領域ではなく，多少菌がいたところで問題にはなりません．

column

アドヒアランスが大事

感染症治療が失敗してしまう理由は大きく 3 つに分けられます．

① 診断が間違っている

② 抗菌薬の選択が間違っている

③ 耐性菌の問題

ただし，これは医療側の視点．外来治療ではほかにも失敗の要因がたくさんあります．特にアドヒアランスの影響は大きいといわれており，よくなったから途中で止めちゃう，飲み忘れ，紛失などこちらの意図がなかなか伝わっていないことも多いのです．なかには，1 日 3 回の薬を面倒くさいからと 1 回で飲んでしまう方もときどきいらっしゃいます．

しかし，その多くはきちんと説明されていないからにほかなりません．多くの患者さんは早くよくなりたいと願って飲んでいるのです．夢にも耐性菌のことなどを考えてくれているとは思わず，なぜその薬を飲む必要があるのか，なぜ 1 日何回かに分けるのかをきちんと説明して欲しいと思います．いくら病院で絞った抗菌薬の使い方をしても，こういう基本的なことができないようでは全く意味がありません．

4 急性咽頭炎

多くはウイルス性だが…

👆 **急性咽頭炎**

▶起因菌：A 群 β 溶連菌，（ウイルス）
▶好発：15 歳未満の小児
▶症状：発熱，咽頭痛，前頸部リンパ節腫脹，耳への放散痛，嘔吐
▶身体所見：口腔内の発赤・腫脹・白苔・膿栓
▶検査：迅速検査，（培養）
▶治療：保存療法，抗菌薬

起因菌

急性咽頭炎におけるポイントは A 群 β 溶連菌かそうじゃないかの二者択一と言っても過言ではありません．多くはウイルス性ですが，溶連菌かどうかが抗菌薬の有無に大きく関わってくるためです．

症状

局所症状はやはり咽頭痛です．ほかに**高熱（＞38.5℃）**，**咳がない**，**圧痛を伴う前頸部リンパ節腫脹**なども大事な情報です．特に咳の有無は上気道炎との鑑別において有用といわれています．また，著者の経験則ではありますが，子どもでは**嘔吐**もよく起こす印象です．

身体所見

よくいわれるのが**口腔内の発赤**，扁桃の腫脹や白苔など．ただし，これ

らは咽頭炎を示唆するものの，細菌性かウイルス性かを分けられるものではありません．白苔がある→細菌性咽頭炎は成り立ちません．

検査

検査としては<u>迅速検査</u>と咽頭培養の2つがありますが，簡便＆コストの面から前者がよく使われます．感度は65％程度といまひとつですが，特異度は99％あるため，検査が陽性であれば溶連菌はそこにいるといっていいでしょう．

そう，あくまで「そこにいる」ということしかわかりません．定着菌の可能性もあるので，本当に溶連菌が症状を起こしているのかという検証が必要になります．具体的には，高熱（＞38.5℃），咳がない，圧痛を伴う前頸部リンパ節腫脹，扁桃の腫脹・白苔の4つを各1点とし，合計2点以上なら検査を信用してよしといわれています．偶然にも，先ほど学んだものが並んでいますね（笑）！ このスコアを centor criteria といい，臨床では非常に有名です．ここに，15歳未満なら＋1点，45歳以上なら－1点という年齢の要素も加えましょう．

> **重要** 👆 **centor criteria**
>
> ▶ 38℃以上の発熱
> ▶ 咳がない
> ▶ 圧痛を伴う前頸部リンパ節腫脹
> ▶ 扁桃の腫脹・白苔
> ▶ 15歳未満（※45歳以上は－1点）
> ※合計2点以上で検査を推奨されている

治療

A群β溶連菌は現在のところほぼ100％ペニシリン系に感受性があるた

め，経口＆小児にも安全にということでアモキシシリン（AMPC）がよく使われます．

しかし，ここに落とし穴があって，EB ウイルスが原因となる伝染性単核球症はときに症状が類似することがありますが，これにアモキシシリン（AMPC）を投与すると高確率で**皮疹**を生じてしまいます．アレルギーとは別の機序の反応なのですが，速やかに抗菌薬を OFF にすることが肝心です．

伝染性単核球症が溶連菌性咽頭炎と異なる点を挙げるならば，**後頸部のリンパ節腫脹**，**年齢が 10〜20 代と比較的高い**，**肝脾腫**などです．centor criteria の項目を意識しつつ，これらにも注意して診察しておきたいところです．

扁桃周囲膿瘍

- ▶好発：**成人**
- ▶起因菌：A 群 β 溶連菌，ウイルス，**嫌気性菌**
- ▶症状：発熱，咽頭痛，頸部リンパ節腫脹，耳への放散痛，嘔吐 嚥下痛，**開口障害，流涎**
- ▶身体所見：口腔内の発赤・腫脹，**口蓋垂の健側への偏位**
- ▶検査：造影 CT
- ▶治療：抗菌薬，**切開排膿，扁桃摘出術**

起因菌

　急性咽頭炎の起因菌に加えて，**嫌気性菌**との混合感染が問題になります．口の中にはたくさんの嫌気性菌がいて，閉鎖空間となる膿瘍ではこれのカバーも忘れてはいけません．小児では被膜が厚いため起こりづらいといわれているので，成人の強い咽頭炎で要注意 !!

症状＆身体所見

　急性咽頭炎の症状に加えて，**開口障害**や**流涎**を起こします．さらに進行すると**気道を塞いで致死的になってしまう**ことがあるため，できるだけ早急な対応が望ましい疾患です．ただの咽頭炎じゃん？ と油断せず，扁桃腫大による**口蓋垂偏位**がないか入念にチェックしましょう．

検査＆治療

　検査はエコーなども有用といわれていますが，進展具合の評価やほかの合併症の有無も含めて**造影 CT** が望ましいです．

　入院治療は必須で，溶連菌＋嫌気性菌カバーを含めた点滴の抗菌薬……ということで，**アンピシリン / スルバクタム（ABPC/SBT）**が 1st choice です．切開排膿や扁桃摘出術については専門医の先生に相談しましょう．

👆 急性喉頭蓋炎

- ▶起因菌：**インフルエンザ桿菌**，A群β溶連菌，黄色ブドウ球菌
- ▶症状：発熱，咽頭痛，嚥下痛，**流涎**，**声の変化**，**呼吸困難**
- ▶身体所見：**口腔内の所見に乏しい**
- ▶検査：**喉頭鏡**（腫大した喉頭蓋）
    頸部X線（thumb sign, vallecula sign）
    血液培養
- ▶治療：抗菌薬 ＋ **気道管理**（＋ステロイド）

起因菌

　小児にも成人にも起こりうる疾患ですが，原因菌の多くは**インフルエンザ桿菌**です．

症状＆身体所見

　急性咽頭炎の症状に加えて，**声の変化（くぐもる感じ）**や**流涎**が疑うキッカケになります．さらに進行すると**呼吸困難**に至り窒息してしまう危険のある恐い疾患です．死亡率は1％未満であるため，**診断さえ間違えなければ基本的には救命できうる疾患**といえるでしょう．

　身体所見では，**口腔内の所見に乏しい**というのが特徴です．つまり，咽頭炎を疑ったのに全然喉が赤くない…というときには要注意ということです．

検査

　正確には，**喉頭ファイバー**で直接喉頭蓋の発赤・腫脹を確認するしかないのですが，熟練者以外にはハードルが高いのも事実です．余計な刺激を加えることで気道閉塞が誘発されてしまうこともあるため，可能性が高いと判断したときには迷わず専門医コンサルトをオススメします．もし，微

妙な場合やすぐに施行が難しい場合には頸部 X 線を施行します.

　頸部 X 線は thumb sign という喉頭蓋の腫脹をみるために行われていましたが, 実際には半数程度しか陽性になりません. そのため, 急性喉頭蓋炎に頸部 X 線なんてナンセンスという人もいます. しかし, 最近は別の所見が注目されており, vallecula sign という喉頭蓋谷の消失をみるものです. 喉頭蓋谷とは頸部 X 線で下に凹んでみえる部分であり, この所見は感度・特異度ともに 99％近くある非常に有用な所見なのです.

治療

　研修医の先生のお仕事としては, 診断までを確実に行うことですが, 治療についても触れておきましょう.

　原則, 全例入院で点滴治療が必要であり, インフルエンザ桿菌によく効くセフトリアキソン（CTRX）が 1st choice になります. なぜ, セフトリアキソン（CTRX）がインフルエンザ桿菌によいかは『使いこなす』編で学ぶので, ここではそういうものだと思っておいてください.

　また, エビデンスは乏しいですが, ステロイドも喉頭蓋の浮腫を軽減するといわれており, 使用することがあります.

　忘れてはいけませんが, 感染そのもので亡くなるのではなく, 窒息で致死的になるのです. そのため, 気道管理をきちんと行うことがなによりも大切です. 重症の場合, 挿管になることもあるんですよ.

直感力とは経験に基づく推察力である

　食道と気道が同じ通り道になっているのは，人間に特徴的な構造です．そのため，「咽頭痛」といっても，なかなか侮れません．代表的なところだと，扁桃周囲膿瘍，急性喉頭蓋炎，アナフィラキシー，咽後膿瘍，Ludwig's angina（口腔底の蜂窩織炎）などは致死的になる「咽頭痛」の鑑別です．

　これらを鑑別するためにはなにより病歴が重要です．それから，なんとなくおかしい……と思える直感力が大切．それを養うためにはたくさん経験を積むしかありませんが，1例1例を大事に積み上げていかなければ身につかない能力です．逆に1例1例を雑にこなせば雑なデータしか蓄積されないため，この直感力を得るチャンスは永久に失うことになるでしょう．研修医の頃の経験って計り知れない価値があります．質と量のバランスをいかに保てるかを2年間の課題にしてもいい，といっても過言ではありません．

5 肺炎

グラム染色の力が発揮される

急性肺炎

▶起因菌：**肺炎球菌**, **インフルエンザ桿菌**, **モラクセラ・カタラーリス**
　　　　　マイコプラズマ, **レジオネラ**, **クラミジア**
　　　　　クレブシエラ, 緑膿菌, 黄色ブドウ球菌, 嫌気性菌
　　　　　コクシエラ, ウイルス, 真菌（ニューモシスチスなど）
▶症状：発熱, **咳嗽**, **喀痰**, 呼吸困難, 胸痛
▶身体所見：聴診で coarse crackles
▶検査：採血で炎症反応上昇（CRP・WBC ↑）
　　　　胸部 X 線で**浸潤影**
▶治療：抗菌薬

起因菌

　肺炎の起因菌はみてのとおり色々ありますが，まずは基本の**6 大起因菌**をスラスラいえるようになりましょう．特に肺炎球菌，インフルエンザ桿菌，モラクセラ・カタラーリスは**定型肺炎**，マイコプラズマ，レジオネラ，クラミジアは**非定型肺炎**とグループ分けしておくと抗菌薬選びが楽になります．

　余裕がある人は上記 6 つに加えて，アルコール多飲に関与するクレブシエラ，入院患者に関与する緑膿菌，誤嚥に関与する嫌気性菌などもおさえておきましょう．

症状＆身体所見

　局所の症状としては**咳嗽**，**喀痰**，**呼吸困難**です．日本人の死亡原因第 3

位でもあるため，高齢者の発熱をみたときにはまず疑って欲しいと思います．

　身体所見としては聴診が重要で，coarse crackles や呼吸音低下 が有用な手がかりになります．ただし，聴診所見がない→肺炎を否定というわけにはいきません．**特にマイコプラズマなどの非定型肺炎では聴診所見に乏しいことが特徴である**ため，病歴から疑えば検査は必須といえます．

検査

　肺炎そのものの検査と起因菌同定のための検査とは分けて考える必要があります．前者は胸部X線や採血，後者は喀痰検査（グラム染色と培養）や血液培養です．お互いの役割をごちゃ混ぜにしてはいけません．

　胸部X線も起因菌によっては大葉性だとか気管支性だとかで鑑別できる？　といわれていますが，あてにしていいレベルではないです．逆に喀痰検査のみで肺炎かどうかを判断してはいけません．

治療

　まずポイントとなるのが，外来で治療するか入院で治療するかです．患者さんの希望もある程度は考慮しますが，入院が望ましいかどうかを提示するのはわれわれプロの役割です．そのための指標となるのが CURB-65 というスコアリング．それぞれの頭文字を1つずつとったものであり，死亡率の予測がつくスコアです（日本では A-DROP がよく使われていますが，ほぼ一緒です）．

重要 🖑 CURB-65

Confusion：意識障害
Urea：BUN＞20 mg/dL
Respiratory Rate：呼吸数 30 回／分以上
Blood Pressure：血圧 90/60 mmHg 以下
65：65 歳以上
　※死亡率：(0〜1 点) 2%（2〜3 点）15%（4〜5 点）50%

　これを参考に入院適応がどうかを決めればよく，2 点以上ならば基本入院治療が望ましく，1 点以下なら外来治療も可能といわれています．ただ，これはあくまで 1 つの目安に過ぎません．たとえ 0〜1 点でも，100 人に 2 人くらいは死亡するリスクがあるともいえます．**普段の様子を見守る家族がいるのかなど，患者背景をきちんと考えることが望ましいのです**（まぁ，これは肺炎に限った話ではありませんが）．

　外来で治療をするとなれば経口薬の中からの choice になりますが，グラム染色で肺炎球菌がみえれば**アモキシシリン（AMPC）**，インフルエンザ桿菌やモラクセラ・カタラーリスならば**アモキシシリン／クラブラン酸（AMPC/CVA）**あたりで OK．非定型肺炎を疑うならば**マクロライド系**や**テトラサイクリン系**がよい適応です．

　ここで 1 つ疑問に思うのは，定型肺炎と非定型肺炎の鑑別についてでしょう．グラム染色で菌がみえれば定型肺炎として治療を開始してもいいですが，菌がみえないときには非定型肺炎なのか，不適切検体なのか，すでに治りかけなのか（抗菌薬が既に投与されているなど）の区別が難しくもあります．それに加えてグラム染色で菌がみえたとしても混合感染の可能性もあるため，慎重を期すならば両方（ペニシリン系＋マクロライド系）をカバーするという選択をとらざるをえないことがあります．

一応，非定型肺炎らしさというのもあります．以下にまとめておくので参考にするといいでしょう．

> **重要** 🖐 **非定型肺炎らしさのまとめ**
>
> ▶ 60 歳未満
> ▶ 基礎疾患がない
> ▶ 周囲で流行している
> ▶ 頑固な咳
> ▶ 比較的徐脈
> ▶ 聴診所見に乏しい
> ▶ WBC 増多が軽度
> ▶ 胸部 X 線ですりガラス状陰影
> ▶ グラム染色で有意菌なし
> 　※ 5 項目以上で非定型肺炎が疑わしい

　また，肺疾患の既往がある人の肺炎を外来治療する場合にはリスクが高いためにスペクトラムをあえて広くとり，ニューキノロン系で治療するのもよいといわれています．ただし，このあたりは意見が真っ二つに分かれており，コンセンサスは得られていません．著者としてはレジオネラがわかれば積極的に使うべきと思いますが，そうでなければニューキノロン系でなくてもいいのでは？　と思っています．

　次に入院で治療することになったとき．このときはセフトリアキソン（CTRX）が 1st choice になることが多いです．というのも，やはりインフルエンザ桿菌にはセフトリアキソン（CTRX）がよく効くためです．場合によってはアンピシリン / スルバクタム（ABPC/SBT）のほうがよいこともありますが，このあたりの使い分けについては『使いこなす』編で詳しく学んでいくことにしましょう．

重要 肺炎の治療まとめ

外来：AMPC, AMPC/CVA, LVFX
入院：CTRX, ABPC/SBT
※非定型肺炎との混合感染を考えれば AZM を加える

6 腸管感染症

抗菌薬は基本的に使わない

> 👆 **腸管感染症**
>
> ▶原因食物：魚類，肉類，弁当など
> ▶起因菌：多数（本文参照）
> ▶症状：下痢，腹痛，嘔吐，（＋発熱）
> ▶身体所見：聴診で腸雑音亢進・減弱
> ▶治療：対症療法（水分補給など），抗菌薬

起因菌

　第2章の復習にもなりますが，大腸菌（EHEC など），ビブリオ，エルシニア，サルモネラ，カンピロバクター，コレラ，赤痢菌などの GNR が関与していましたね．ほかに黄色ブドウ球菌やウイルスなどもあります．

　原因食物や潜伏期間などから起因菌を推定することは国試で頻出であったと思いますが，臨床では国試ほど重要視されていません．というのも，断定は難しくアセスメントも大きく変わらないためです．**腸管感染症のほとんどが抗菌薬の適応はない**ので，よほど重症でない限りは「腸炎」と一括りにしてしまうことが多いです．

　こういう話をすると，けしからん！！　と感染症科の偉い先生からお叱りを受けそうですが，**アセスメントが変わらないことに時間をかけるほど，現場の余裕はありません**．もちろん考える時間があれば推論を展開したほうがよいですし，感染症を専門にしている方には必須なのかもしれませんが，その分をほかの患者さんのために使えるのでは？　と個人的には思い

ます．少なくとも救急外来レベルでは．

便培養を提出すれば答え合わせができます．ただし，結果が返ってくる頃にはすでに患者さんはよくなっていることでしょう．

> **重要 👆 腸管感染症の起因菌推測まとめ**
>
> 発熱なし：黄色ブドウ球菌，腸炎ビブリオ，ウイルス
> 1週以内の肉摂食：サルモネラ，カンピロバクター，エルシニア
> 海外渡航歴：大腸菌（EHEC, EIEC），コレラ，赤痢菌

症状

局所症状としては，下痢，悪心・嘔吐，腹痛などの消化器症状になります．「下痢がないときは安易に胃腸炎と診断しない！」とよくいわれていますが，腹痛や嘔吐のみのことも少なくないし，食事との関連もハッキリしないことが多いです．

また，「下痢があるから胃腸炎」ともいかず，虫垂炎や消化管出血だった！ ということもあります．ありふれた病気ではありますが，意外と腸管感染症を診断するって難しいのです．

身体所見

腸雑音亢進・減弱はヒントになりますが，決定打にはなりません．それよりも，腹部所見に乏しいというほかの疾患を思わせるようなものがないことを check することが大切です．

治療

国試的には「**腸管感染症にはニューキノロン系，例外としてカンピロバ**

クターはマクロライド系」と覚えればよかったと思いますが，ほとんどは自然に軽快するため，薬の副作用や耐性菌の出現などのリスクを考えると，抗菌薬は基本要りません．

どちらかというと飲めない（IN 不足），下痢や嘔吐回数が多い（OUT 過多）ことで**脱水になってしまうのが怖い**ため，抗菌薬投与よりも対症療法（水分補給など）のほうがはるかに重要です．入院が必要になるのは抗菌薬が必要だから……ではなく，脱水を補正しなければいけないからという理由になります．

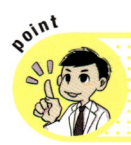

point

腸管感染症→基本的には脱水の補正がメインの治療！

一応，抗菌薬を検討してもよいときについてもお話しておきます．**高熱，血便，しぶり腹，下痢回数が 8 回以上**など明らかに重症かつ細菌性が疑われるときです．

抗菌薬を使用しようと思うなら，起因菌を推定する努力をしなければいけません．カンピロバクターかどうかで抗菌薬の選択が変わりますからね．これの鑑別に最も重要なのは便のグラム染色になりますが，少しマニアックな話にもなるので，『使いこなす』編で学ぶことにしましょう．

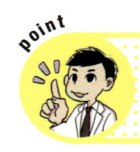

point

高熱，血便，下痢回数が 8 回以上→抗菌薬を検討しても OK

7 腹腔内感染症

お腹の中の感染は難しい

👆 急性虫垂炎

- ▶起因菌：polymicrobial
- ▶症状：発熱，心窩部痛→右下腹部痛，悪心・嘔吐，下痢
- ▶合併症：腹膜炎，膿瘍（横隔膜下，腹腔内，Douglas 窩）
- ▶身体所見：McBurney 点・Lanz 点の圧痛，筋性防御
  反跳痛（Blumberg 徴候），heel drop sign
- ▶検査：血液検査で炎症反応上昇
  腹部エコー・CT で腫大した虫垂・糞石・dirty fat sign
- ▶治療：抗菌薬，手術

起因菌

　腸管内の菌（大腸菌，クレブシエラ，嫌気性菌など）が複合して感染に関与するため，1 つひとつ分けて覚える必要なし！

症状

　腹痛（特に心窩部痛→右下腹部痛）が局所症状であり，ときどき嘔吐や下痢を伴うこともあります．急性胃腸炎と診断したら実は急性虫垂炎でした〜というのはもう何十年も前からある pitfall です．が，現在でもまだまだ聞く話ですね．

　特に心窩部痛のみなど初期段階では診断が難しく，決め手に乏しいのです．1 つ参考にしておきたいのは，痛みが先か嘔吐が先かですね．腹痛→嘔吐は感度 100％，特異度 64％ともいわれているので，嘔吐→腹痛の順番ならば急性虫垂炎は疑いにくいといえるのです．これってすごいことで

すよね．ただ，患者さんはどちらが先だったかが重要というのは意識していませんから，あやふやなことがほとんどです (T_T).

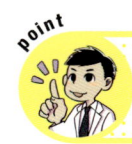
身体所見

虫垂炎の身体所見といえば McBurney 圧痛，Lanz 圧痛，Rosenstein 徴候，Rovsing 徴候，obturator 徴候，psoas 徴候，Blumberg 徴候，tapping, heel drop sign, cough test，筋性防御，直腸診などさまざまです．

しかし，髄膜炎のところでもお話しましたが，**病態生理をともにする所見をたくさん取ってもあまり意味がないのです**．どの所見がどんな意味をもち，どういうときに有用なのかを明確にすることで初めて意味をもちます．そうでなければ身体所見をとっても意味がないとさえいえます．

著者的に急性虫垂炎の身体所見で大切だと思うのは，緊急手術の適応になる腹膜刺激徴候の有無と，非典型例を意識した身体所見をとれること，この 2 点にあると思っています．

まず前者について．国試的に有名なのは反跳痛（Blumberg 徴候）ですね．押したときよりも離したときのほうが痛ければ陽性です．施行者によって精度のバラつきがあるといわれますが，**ポイントは患者さんの顔をみること**．「うーん．離したときのほうが痛い気がします」みたいなあいまいなものは陽性とはいいがたく，本当に痛ければ表情に何らかの変化が出るはずです．この所見は特異度が高いので陽性であれば意味をもってくるといえます．

腹膜刺激徴候を除外したいときには反跳痛ではなく，heel drop sign がよいとされています．これは立位で踵を上げ，ストンと降ろしたときにお腹に響くかどうかをみるものです．陽性では何ともいえませんが，陰性

であれば除外に有利です．類似する所見に咳をしたときに響くかをみる cough test，お腹の打診で響くかをみる tapping もありますが，これらも陰性のときに威力を発揮するものです．逆にいえば患者さんがスタスタ診察室に入ってきた時点で，ひとまず安心して診察できるといえます．

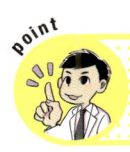

point

確定したいとき→ Blumberg 徴候
除外したいとき→ heel drop sign （腹膜刺激徴候）

　続いて後者について．虫垂炎を見逃すときというのはほとんどが非典型例です．色々所見はありますが，psoas 徴候や obturator 徴候はとっておいてもいいと思います．psoas 徴候は抵抗を加えた状態で股関節を屈曲したときに痛みが誘発されれば陽性で，腸腰筋への炎症波及を示唆します．obturator 徴候は右股関節を内旋したときに痛みが誘発されれば陽性で，骨盤腔内への炎症波及を示唆します．つまり，**虫垂が別の場所に移動して典型的な症状をきたしていないときにこれらの所見は威力を発揮すると言いかえられます**．どちらも股関節を少し動かすだけで同時にとれてしまう所見なので，負担も少なくてすみます．

　より慎重をきたすなら直腸診も有用かもしれません．特に左側に虫垂が移動している場合には触れることがあります．が，役に立たないことがほとんどであり，全例施行する必要は全くありません．

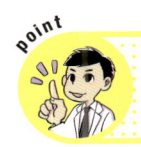

point

虫垂炎が頭をよぎったとき→股関節の身体所見もとろう！

検査

　絶対にやってはいけないのが炎症反応で判断しようとすることです．CRP が高くても低くても確率は変わりません．パラレルに動くことは多

いですが，虫垂炎に関していえばいつか必ず pitfall にハマる日がやってきます．ということで，採血の結果を待って次のアクションを考えるという選択はありません．

疑ったらまず腹部エコーを行いましょう．非侵襲的であり must です．著者としてはほぼ身体所見と同じくらいの感覚です（笑）．ただ，所見があればそうといえますが，除外する根拠としてはやや乏しいので本気で除外するつもりなら腹部 CT まで必要になります．

治療

基本的に腹腔内感染症の抗菌薬はセフメタゾール（CMZ）が 1st choice です．重症であればアンピシリン / スルバクタム（ABPC/SBT）もいいですね．糞石があったり腹膜炎が強いときには手術がベターであり，待てるときには上記抗菌薬と保存療法（絶食＆補液）を行います．

虫垂炎のスコアリング

最後に！ 著者は使いませんが，虫垂炎のスコアとして MANTRELS score というのがあります．右下腹部の圧痛と WBC>10,000/μL の 2 つが 2 点で，それ以外は 1 点．合計 7 点以上であれば急性虫垂炎の可能性が高いというものです．

ただ，このスコアリングが高いものは**ほとんどが典型例**なんです．そもそも典型例を見逃すことはほぼなく，このスコアリングが低く出る非典型例をむしろ拾いたいのです．そういう理由で，著者は使っていません．

重要 🖐 MANTRELS score

Migration of pain：移動痛
Anorexia：食欲不振
Nausea：悪心・嘔吐
Tenderness RLQ：右下腹部の圧痛
Rebound pain：反跳痛（Blumberg 徴候）
Elevated temperature：発熱
Leukocytosis：WBC 増多（10,000/μL 以上）
Shift of WBC：好中球が 75％以上

憩室炎

▶好発：便秘気味な中高年
▶症状：発熱，右下腹部痛
▶身体所見：圧痛
▶検査：腹部CT（憩室，壁肥厚，dirty fat sign）
▶治療：保存療法（絶食，補液），抗菌薬，手術

症状＆身体所見

　発熱や右下腹部痛など急性虫垂炎に類似する症状を呈します．最終的には腹部CTを撮らないとその鑑別は難しいですが，繰り返していたり虫垂炎の所見に乏しければ憩室炎らしいといえます．

検査

　上記のとおり，腹部CTで憩室＋周囲の炎症所見をみつければ診断となります．**具体的には腸管傍の空洞，壁肥厚，周囲脂肪組織の濃度上昇，腹水貯留など**．もちろん，虫垂のcheckもお忘れなく．

治療

　絶食＆補液で腸管を休めるのが最大の治療になります．炎症が強ければセフメタゾール（CMZ）を追加するのもよいでしょう．腹膜炎まで進展した場合には，虫垂炎だろうが憩室炎だろうが手術の適応となります．

👆 特発性細菌性腹膜炎（SBP）

- ▶基礎疾患：肝硬変
- ▶起因菌：大腸菌，クレブシエラ，肺炎球菌
- ▶症状：発熱，腹痛，肝障害
- ▶身体所見：腹膜刺激徴候（圧痛や反跳痛など）
- ▶検査：腹部エコー，腹水穿刺，血液培養
- ▶治療：安静，Na 制限，利尿薬，腹水穿刺，抗菌薬

起因菌

大腸菌が最も多いですが，抗菌薬の選択はほぼ一辺倒なので，余裕があれば覚えておく程度で OK.

症状

肝硬変が既往にある人の発熱と腹痛をみたら必ず鑑別に挙げるようにしましょう．内科的 emergency な疾患の1つです．**特にアルコール性肝硬変がベースだと発生率が高いといわれています**．

身体所見

腹膜刺激徴候が出る頃には相当ヤバイと思ってください．初期は腹水への感染なので，まずは腹水貯留に注目したいところです．しかし，身体所見で腹水がわかるには 1,500 mL 程度貯まらないと不確定なことがほとんど……．肝硬変が既往にあれば多かれ少なかれ腹水はあるので，素直に検査に進んだほうがいいでしょう．

検査

　腹水貯留を簡便にみるには腹部エコーが有用です．100 mL 以下だとハッキリしないですが，どちらかというと量をみるというよりも穿刺できるポイントを探すために使用します．穿刺できそうな部位をみつけたら，腹水穿刺を行い，生化学，培養，グラム染色などを速やかに提出しましょう．腹水の生化学では**多核白血球の増加**や **pH 低下**を参考とするために，培養は抗菌薬の感受性のために，グラム染色は起因菌の推定に用います．

治療

　抗菌薬はセフォタキシム（CTX）が 1st choice です．セフォタキシム（CTX）とはセフトリアキソン（CTRX）と同じ系統のものです．本来同系統のものは 1 つ覚えてしまえばいいのですが，セフォタキシム（CTX）のほうが better といわれています．ここではそういうものだと思っておいてください．『使いこなす』編で理由を話したいと思います．

　ほかに重要なこととしては腹水のコントロールになるため，安静，塩分制限，利尿薬投与などを同時に行います．

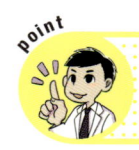

SBP →セフォタキシム（CTX）が 1st choice ！

肝膿瘍

- ▶起因菌：大腸菌，クレブシエラ，嫌気性菌，赤痢アメーバ
  腸球菌，SPACE，黄色ブドウ球菌
- ▶症状：発熱，右季肋部痛，悪心・嘔吐
- ▶身体所見：肝叩打痛，肝腫大
- ▶検査：腹部エコーで辺縁不整な低エコー域
  腹部 CT で ring enhancement
  試験穿刺で膿汁
- ▶治療：抗菌薬，ドレナージ，手術

起因菌

　主には大腸菌，クレブシエラ，嫌気性菌などの腸内細菌が関与します．また，同性愛者では赤痢アメーバという原虫が原因になることも．一般論として細菌性は多発性，アメーバ性は単発性が多いといわれています．

症状＆身体所見

　局所症状は右季肋部痛が通常です．ただ，左葉に生じた場合には心窩部痛になるのでご注意を．身体所見としては肝叩打痛が手がかりになりますが，ルーチンでしていないと忘れがちです．

検査

　胆囊炎？　と思って CT を撮ったら肝膿瘍だった！　という少しマヌケな感じに診断されることも多いです．臨床能力の差……もあるかもしれませんが，初期診断はすごく難しいといわれています．

　肝機能障害は認めないこともあるので，採血での判断はできません．また，腹部エコーでも明らかなものはわかりますが，「ない」と言い切るのは難しいと思います（エコーは初期診断よりもフォローに使えると思って

おくといいです）.

　やはり診断に最も寄与するのは腹部 CT です．見つけたらエコー下（CT下）で穿刺を行い，菌の同定を行いましょう．細菌性なら黄色膿汁，アメーバ性ならアンチョビペースト様膿汁を認めるという違いがあるのは国試でも有名ですよね．

治療

　治療の主軸となるのはドレナージです．お腹の表面から膿瘍に直接針を刺してチューブを留置するものを経皮経肝膿瘍ドレナージ（PTAD）といいます．抗菌薬の選択としては，細菌性ならセフメタゾール（CMZ），アメーバ性ならメトロニダゾール（MNZ）が 1st choice になります．

　破裂してしまうと腹膜炎に至り重篤化するため，その場合には手術を検討します．

🖐 急性胆囊炎

- ▶原因：胆囊結石
- ▶起因菌：大腸菌，クレブシエラ，嫌気性菌，腸球菌
- ▶症状：発熱，右季肋部痛，悪心・嘔吐
- ▶合併症：腹膜炎，肝膿瘍，胆囊捻転
- ▶身体所見：Murphy 徴候
- ▶検査：（腹部エコー）sonographic Murphy's sign，
  胆囊腫大・壁肥厚，胆石
- ▶治療：手術，胆囊ドレナージ（PTGBD，PTGBA）
  抗菌薬，保存療法

起因菌

こちらも大腸菌，クレブシエラ，嫌気性菌などの腸内細菌が関与します．ときに腸球菌も原因になりますが，稀であり，よほど重症で後がないという状況以外では最初から考慮しなくてもいいでしょう．

症状・身体所見

局所症状は右季肋部痛が起こります．身体所見としては必ず Murphy 徴候をとりましょう．これは呼気時に右季肋部に手を差し込み，吸気時に痛みが生じるかをみるものです．吸気時には横隔膜が降りてきて，胆囊を触れることができるようになるため，という理屈です．

検査

原因となる胆石については，CT よりもエコーのほうが感度がよいといわれています．なので，右季肋部痛をみたら積極的に腹部エコーを行いましょう．その際にエコーのプローブで痛みが生じた場合は sonographic Murphy's sign といわれ，触診よりも感度・特異度が高いといわれてい

す．エコーでは，**胆嚢腫大，胆嚢壁の肥厚，胆石の有無**を check すると
いいですね．

治療

　腹膜炎や肝膿瘍に進展してしまうのが怖いため，基本的には**手術**が 1st
choice になります．ただ，すぐに緊急手術が難しい場合や Vital signs が
そもそも崩れているときには**胆嚢ドレナージ**（PTGBD や PTGBA）を優
先し，**セフメタゾール（CMZ）**での治療を行います．また，胆嚢を休め
るために絶食・補液にすることもお忘れなく．

急性胆管炎

- ▶原因：総胆管結石，胆道癌
- ▶起因菌：**大腸菌**，**クレブシエラ**，**嫌気性菌**，腸球菌
- ▶症状：発熱，腹痛，黄疸
- ▶合併症：**敗血症**（AOSC），肝膿瘍
- ▶検査：（腹部エコー，CT）拡張した胆管
- ▶治療：**胆道ドレナージ**（EBD，PTBD，ステント留置）
　　　　保存療法（絶食，補液），抗菌薬

起因菌

　腹腔内感染症なので，おなじみの大腸菌，クレブシエラ，嫌気性菌などの**腸内細菌**が関与します．逆にいうと，focus 不明の発熱で **GNR（特に腸内細菌）が血液培養で陽性になった場合は腹腔内感染症（と尿路感染症）を考えるべき**ということです．

　胆嚢炎も同様なのですが，結石とか癌によって，胆汁の流れが悪くなったところに感染を起こすというイメージをもっておくといいでしょう．

症状＆身体所見

　局所症状としては漠然と**腹痛**ということもよくありますが，**右季肋部痛**や**黄疸**があれば積極的に疑います．ただし，非典型例は診断が難しいこともあり，**敗血症に至ってから気づかれる**というケースもままあります．

　これといった決定的な症状や身体所見がないからこそ，いつどんなときも「発熱」の鑑別に入れておくことが肝心です．

検査

　腹部エコーに長けている人ならば，胆管拡張を一発でみつけられますが，研修医の先生にはややハードルが高いでしょう．現実的には**腹部 CT**

で胆管の拡張（特に肝内胆管），胆道狭窄・閉塞，結石の有無を確認するのがいいと思います．もちろん，血液検査で胆道系酵素（T-Bil ↑ など）を確認することも大切です．診断がついたら MRCP で結石の大きさ・形・部位などを確認しましょう．

治療

胆囊炎とは基本的な方針が異なります．大きく分けると，胆囊炎は外科疾患で胆管炎は内科疾患になります．治療の主役も胆管炎ではドレナージです．具体的には EBD や PTBD など．これらをざっくり説明すると，**EBD は内視鏡的に，PTBD は経皮的にというアプローチの違い**です．E は Endoscope の略，PT は Percutaneous Transhepatic の略なので覚えやすい（というかそのまま）ですね．

詰まりを解消したい場合（手術適応のない悪性腫瘍など）では，ステント留置も有効です．そのうえでセフメタゾール（CMZ）や絶食・補液を行います．

腹腔内感染症は一部の例外を除いて，絶食・補液で管理し，セフメタゾール（CMZ）が主力の抗菌薬になる．そして，疾患に応じてドレナージ or 手術を検討していくというのが大まかな流れになります．わかりやすいですね (^^)！

なんでも CMZ

　自分が研修医の頃に記憶に残っている1つが，消化器内科をローテートしていたときに偉い先生からの一言.

　「CMZ か ABPC/SBT かなんでどっちでもいいんじゃない？ 抗菌薬なんか気持ちだよ」

　一般的に軽症〜中等症の腹腔内感染症には CMZ，重症の腹腔内感染症には ABPC/SBT といわれていますが，その境目はなかなか難しいです．しかし，消化器科の先生たちは抗菌薬の選択で迷うということはなく，＋αの治療のほうがよほど大切と考えていたようです.

　腸管感染症なら安静・補液，腹膜炎なら手術，胆管炎や肝膿瘍ならドレナージという具合ですね．偉い先生が「抗菌薬なんか気持ち」といっていたのに対し「そのとおりだ！」とそのままそっくりは思いませんでしたが，科によって抗菌薬をみる視点が違うというのは面白いなぁ〜と感じましたね.

8 尿路感染症
熱の有無が鍵

👆 急性腎盂腎炎

▶起因菌：**大腸菌**，プロテウス，クレブシエラ，緑膿菌，腸球菌
▶症状：発熱，**腰背部痛**，**悪心・嘔吐**
▶身体所見：**CVA 叩打痛**
▶検査：尿検査で**膿尿（WBC ↑）・細菌尿**
▶治療：保存療法，抗菌薬

起因菌

　尿路感染症の主な起因菌は**大腸菌**です．その割合はなんと**9 割**．ほぼ大腸菌なんですね．ほかには同じグラム陰性桿菌であるプロテウス，クレブシエラ，緑膿菌．グラム陽性球菌である腸球菌などが挙げられます．

症状＆身体所見

　局所症状として**腰背部痛**が key になります．また，**悪心・嘔吐**も大切で，ときどき悪心・嘔吐だけが症状のこともあるので，女性の嘔吐をみたら妊娠と急性腎盂腎炎はまず疑って欲しいと思います．
　身体所見としては**CVA 叩打痛**があれば可能性が高まります．若い人の場合は，拳で叩かなくても打診程度で「痛い！」と仰られるので，最初は軽く叩いて，ハッキリしないときに拳を使うと優しいと思います．

検査

　手がかりとしては，やはり尿検査で膿尿（WBC↑）や細菌尿があり，臨床症状と合致すれば疑っていいと思います．また，腸内細菌や緑膿菌が原因の場合は亜硝酸塩が陽性となるので，これを手がかりにするのもいいでしょう．もちろん，グラム染色も大切ですよ！

治療

　基本的には5日間の点滴治療を行い，その後5〜9日間の内服治療を行います．点滴はセフトリアキソン（CTRX）やセフォチアム（CTM）あたり．内服はレボフロキサシン（LVFX）がよいと書かれている参考書もありますが，基本的にはβラクタム系の内服がよい選択です．

起因菌

急性腎盂腎炎と同様の菌です.

症状

　頻尿，残尿感，排尿時痛の3つは膀胱刺激症状といわれており，訴えを聴いただけで診断に結びつきます. このとき大切なのは発熱していないということ. これが急性腎盂腎炎との大きな違いになり，治療期間も異なってくるので，非常に重要です.

　また，膀胱炎は同じ人に繰り返しやすいといわれているので，「膀胱炎です」といって来院する患者さんもいるくらいです. この的中率はかなりのもので，**尿検査に匹敵するくらい**といわれています.

検査

　急性腎盂腎炎と同様です. **尿検査，尿培養，尿グラム染色の3点セット**で判断しましょう.

治療

　症状がある場合には治療対象となります. その場合はβラクタム系の経

□薬がよい選択です．ちなみに，急性腎盂腎炎との大きな違いは**内服3日間のみでいい**ということ．

また，再発予防をすることも重要です．**飲水をしっかりして尿排泄を促すこと（猪苓湯などの漢方薬を使用するのもよし），後ろから前に拭かないこと，性行為後に排尿すること**などを具体的にアドバイスしましょう．25％は1年以内に再発してしまうことを考えると，これらの予防指導は非常に重要な意味をもつのです．

column

無症候性細菌尿

　無症候性細菌尿とはその名のとおり，症状がないけど尿検査で細菌尿や膿尿（WBC↑）を認めるものです．免疫抑制者，妊婦，泌尿器科手術前など一部の例外を除いて，基本的には治療は不要です．ただし，腎盂腎炎のリスクは細菌尿がある人とない人では変わってくるため，経過には注意が必要ですけどね．細菌がいるもしくは膿尿（WBC↑）がある，イコール「尿路感染症」とならないのが感染症の奥深いところです．

急性前立腺炎

- ▶好発：高齢男性
- ▶起因菌：大腸菌，クラミジア，ウイルス
- ▶症状：発熱，頻尿，残尿感，会陰部・肛門部の痛み
    排尿時痛，排尿困難
- ▶身体所見：前立腺腫大・圧痛
- ▶検査：PSA 上昇
- ▶治療：抗菌薬

起因菌

　大腸菌が 50％程度，その他が 50％程度です．あまり起因菌にこだわらなくて OK．というのも，抗菌薬の選択は概ね決まっているからです．

症状＆身体所見

　発熱に加えて膀胱刺激症状（頻尿，残尿感，排尿時痛）を呈したり，会陰部・肛門部の痛みや排尿困難をきたすことがあります．いずれにせよ，**高齢男性の発熱で，focus として尿路感染症を疑った場合は急性腎盂腎炎か急性前立腺炎かを鑑別しなくてはなりません**．抗菌薬の選択や治療期間が大きく異なります．

　その見極めに大切なのは，尿検査でも尿培養でもなく，直腸診をして前立腺に圧痛があるかです．ただし，好中球数が著しく低いなどの免疫抑制者では敗血症を起こしてしまう可能性があるため禁忌ともいわれています．慎重にお触りください．

検査

　尿検査で膿尿（WBC ↑）や細菌尿が出る点は急性腎盂腎炎と一緒です．急性前立腺炎の場合は，さらに PSA 上昇がヒントになります．必須

ではないですが，上がればその可能性が高いといえそうです．

治療

　基本的に高齢男性の疾患であり（若い男性は尿路感染症を起こしにく
い），前立腺によく移行する**ニューキノロン系**や**ST 合剤**あたりがよいと
されています（ただこれには異論もあり．……詳しくは『使いこなす』編
で）．

尿路感染症は除外診断

　実際の臨床では，救急車で来る高齢者の発熱の多くは，肺炎か尿路感染症です．自分が研修医になったときに，これが最も衝撃的でした．学生時代に腸チフスだとかPMR＋TAとか，色々な発熱の原因になる疾患をたくさん勉強したのに，いざ働いてみると，胸部X線と尿検査だけで診断つくんじゃないかというくらい高齢者の肺炎，尿路感染症の多いこと多いこと……．

　肺炎に胸部X線はあてにならない！　とかCRPなんかみなくていい！　なんて口をすっぱくしていわれた学生時代でしたが，どちらもけっこうあてにしていました（＾＾;）．

　そんなある日，独居の86歳女性が発熱・意識レベル低下で救急外来を受診．酸素化が悪い（6Lで95％程度）こともあって，「肺炎が濃厚」と思いつつ，胸部X線と尿検査をオーダー．合間に採血と血液培養をとり，喀痰が出るのを待ちつつ，入院の手続きも同時に進めました．

　そうこうしている間に検査結果が出ました．胸部X線は臥位のこともあって評価が難しく，なんとなく両側下肺野が白いかなー程度．胸部CTも必要かな？　と思っていたところ，尿検査の結果も出て，WBC（3＋），細菌（＋）の結果．「なんだ，尿路感染症か．septic encephalopathyに誤嚥でもカブッた？」なんていうよくわからない理屈で，上級医へコンサルト．電話越しで「入院だろうから，一応心

電図もとっといて！」といわれ，準備しつつ採血結果を確認．CRP 15.82 mg/dL，WBC 24,200/μL．うん，そりゃそうだろ，と思っていたところに上級医が登場．

　患者さんを見るなり表情が曇り，聴診器をあてるとますます険しい表情になる上級医．胸部X線と心電図をみて何かを確信．

　「ふー……，てめー！　ざけんじゃねーぞ！　頻呼吸，頸静脈怒張，片側呼吸音低下，右心拡大，右軸偏位，SⅠQⅢTⅢすべてそろってんじゃねぇか！　もう，医者やめちまえ!!!」

　はい．めちゃめちゃ怒られました(((T_T)))．もう，おわかりだと思いますが，診断は急性肺塞栓症でした．そのあと近くにいた救急隊の方からも，

　「そういえば，救急要請されたときには意識はありましたが，救急車に乗ったときくらいから，ハァハァし始めて意識もなくなりました．最初は発熱と右足がだるいくらいで，深刻じゃないと思ったんですけど……」
　と，止めの一撃をもらいました．

　「最初からその情報教えてよ!!」

と何度も心の声が出かかりましたが，話を聞きに行かなかった自分が100％悪いのもわかっていましたから，何もいえず．そのまま緊急入院となりました．

　思い出しても恥ずかしい限りなんですけど，みんなの勉強になると思って失敗談を載せました．今振り返ってみても，決して急性肺塞栓症を診断する能力がなかったわけじゃなく，**決めつけて負けた**という感じが否めません（あと，問診，身体所見も疎かにしていましたねぇ……）．

　高齢者の発熱といえば，肺炎と尿路感染症が多いのは事実ですが，**これらである**と判断するのは，ほかの要因をきちんと除外してからでないとダメだと深く反省しました．だって，無症候性細菌尿は治療不要なんでしょ？　ということは裏を返せば，尿検査の結果は無症候性細菌尿をみているだけに過ぎないということも十分にあるわけです．今回もそうでした．尿が汚い＝尿路感染症による発熱とするのは，非常にお粗末な診療結果になってしまうことを，私の1例を通じ，感じ取ってくれれば幸いです．

　最後に一言．

　失敗を話すって勇気がいるよ！　笑

9 性感染症

パートナーの治療も忘れないで

> 👆 **尿道炎**
>
> ▶起因菌：**クラミジア，淋菌**
> ▶症状：**排尿時痛，尿道分泌物**
> ▶合併症：子宮頸管炎，PID，不妊，精巣上体炎
> ▶検査：尿検査，尿グラム染色
>   PCR 法でクラミジア陽性
> ▶治療：抗菌薬

起因菌

まずは，**クラミジア**と**淋菌**の 2 つを覚えておけば OK．基本的に淋菌は症状が強く，クラミジアは症状が弱い傾向にあります．

症状 & 合併症

発熱はなく，**排尿時痛**と**尿道分泌物**がメインの症状になります．ただ，女性の場合には症状がわかりづらいことも多く，子宮頸管炎や PID に発展したり，**不妊**になってしまってから気づくということもあります．

検査

ポイントは**尿グラム染色**です．グラム陰性球菌がみえれば，文句なく淋菌ですし，菌はいないけれど WBC（3＋）なら，クラミジアを疑って PCR 法もしくは経験的治療を開始します．グラム染色が非常に威力を発

揮するところなので，時間を惜しむことなく染めて欲しいと思います．

治療

　淋菌にはセフトリアキソン（CTRX），クラミジアにはマクロライド系と覚えておきましょう．尿道炎に対してはこれらを１回投与のみでいいので，発見さえできれば治る可能性が高いといえます．注意すべきは淋菌を見つけたとき．おおよそ**20〜40％はクラミジアとの混合感染**であるため，クラミジアの治療も同時に行うべきということです．

👆 **骨盤内炎症性症候群（PID）**

▶原因：性交（特に発症 2〜3 日前）
▶起因菌：クラミジア，淋菌，嫌気性菌
▶症状：発熱，下腹部痛，不正出血，性交痛
▶身体所見：範囲の広い圧痛，軟らかいのに反跳痛，
　　　　　　　内診・直腸診で圧痛
▶合併症：不妊，子宮外妊娠，肝周囲炎（Fitz-Hugh-Curtis 症候群）
▶検査：尿検査，尿 PCR 法，造影 CT
▶治療：抗菌薬，手術

起因菌

　やはり，クラミジアと淋菌の 2 つが多いです．嫌気性菌をどのくらいカバーすべきかというのは未だに議論の尽きないところですが，腹腔内感染症と同様にカバーすべきとも言われています．

症状＆合併症

　随伴症状は下腹部痛が特徴的で，女性の下腹部痛をみたら PID を疑うべし！　という格言もあるくらいです．放置してしまうと約 20％もの人が不妊に至ってしまうため，見逃し厳禁といえますね．月経から 5 日以内に多く，特にそのときに性行為があると発症のリスクが上がります．

身体所見＆検査

　ときに虫垂炎との鑑別が難しいとされていますが，ポイントは圧痛の範囲が広いことと，お腹は軟らかいのに反跳痛があるという 2 点です．内診で子宮頸部の可動痛を認めればさらに確率は上がりますが，なかなか産婦人科医以外で内診をするのは難しいのが現実ですね…．また，肝周囲炎を合併していないかも大切なので，肝叩打痛の有無も要チェック！

また，ほかの疾患を除外するために，造影 CT を施行しましょう．虫垂炎や憩室炎の所見がなく，卵巣や卵管に貯留物（特に膿）があれば可能性はかなり高いといえます．尿所見はご参考程度に．

治療

　1st choice についてはセフメタゾール（CMZ）＋ドキシサイクリン（DOXY）でほぼ決まり．重症例にはセフトリアキソン（CTRX）やメトロニダゾール（MNZ）を使ったりもしますが，そのあたりは『使いこなす』編で学びましょう．また，尿道炎と同様に性感染症であるため，**パートナーの治療**も重要です．

デリケートな診療は難しい

　性感染症の多くは，性行為の活発な10〜20代です．研修医の頃は年齢が近いこともあって，「性」の話題は不自然になりがち．仕事と思い淡々と必要なことだけ聞いたつもりでも，後々トラブルに発展しちゃったなんてこともよく聞きます．なので，極力は上級医や看護師さんと一緒に診察するのがいいかと思います（特に異性の場合）．

　18歳の女性が気持ち悪いと夜中に救急外来を受診（母親付き添い）．空腹時に気分が悪くなるということで，「まさか……」と思いつつ，（本人に了承をとり）妊娠反応を確認すると……陽性．腹部エコーをして，とりあえず子宮外妊娠ではなさそう．さて，どうするか…．

　本人にだけまずお話．案の定，すぐに泣き出してしまいました．落ち着いてからパートナーに心当たりがあるか聞くと，

「ない」と．
「な……ない？」

　と少し動揺しつつ，プロとして表に出さないように努めました．が，すぐさま研修医の頃の私にこういったのです．

「インターネットで1日5〜6人くらいの人と会っているから正直わからない」

さすがに動揺を隠しきれませんでした．正直，「こんなに大人しそうな子が!?（人を見た目で判断してはいけません！）」とびっくり仰天な気持ちが先行してしまったのです．

　そのあとは上級医も交えて，母親にも告知．お母さんは意外にも，「やっぱりね～．（妊娠）だと思ったよ」ですって．

　「え～」と心のなかで2度目の衝撃でした．

　このあと1～2時間程度，親子の壮絶な言い争いが勃発．内容はプライバシー保護のため書きませんが（というか本に書けないレベル），フィクションでは到底再現不可能なほどの人間ドラマがそこには生まれました．

　今思うと，こういうデリケートな問題ってやっぱり研修医1人でやるべきじゃなかったなって思います．少なからず動揺しちゃうのはわかっていたし，うまく立ち回れなかったときのダメージがデカすぎます（このときはたまたま問題にされなかっただけ）．いくつかの修羅場を経験することで，はじめて適切な声掛けができるようになるんだな～とわかった今日この頃．

10 皮膚軟部組織感染症

解剖で理解すべし！

> 👆 **蜂窩織炎**
>
> ▶起因菌：黄色ブドウ球菌，A 群 β 溶連菌
> ▶炎症部位：真皮〜皮下組織
> ▶症状：発熱，境界不明瞭な局所の疼痛・発赤・腫脹
> ▶身体所見：境界不明瞭な紅斑
> ▶治療：抗菌薬，RIE

起因菌

皮膚軟部組織感染症の主な起因菌は，グラム陽性球菌である黄色ブドウ球菌と A 群 β 溶連菌が二大起因菌です．GNR などは稀．

症状＆身体所見

発熱に加えて，感染した部位に炎症症状をきたします．蜂窩織炎の特徴は紅斑が境界不明瞭ということで，見る＆触るという基本的な診察で診断をつけます．

治療

黄ブ＋レンサ球菌のカバーがメインとなるので，セファゾリン（CEZ）が 1st choice です（外来治療なら第 1 世代セフェム系の経口薬で）．

また，整形外科領域でお馴染みの RICE（Rest, Icing, Compression, Elevation）を真似た RIE（Rest, Icing, Elevation）も重要な治療です．

抗菌薬だけでは治りが悪いこともあるので，必ず両方のアプローチを忘れないようにしましょう．

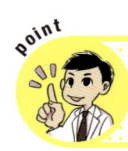

蜂窩織炎は CEZ＋RIE で治療する！

　RIE をする際に 1 点気をつけておきたいのが，足の皮膚は非常にデリケートであるので，下肢蜂窩織炎に Icing を行う場合には**直接患部を刺激し過ぎない**ようにアドバイスしましょう．具体的には，タオルに包んでゆっくり冷やすようにしてもらいます．

壊死性筋膜炎

- ▶起因菌：黄色ブドウ球菌，A 群 β 溶連菌，嫌気性菌
  　　　　　ビブリオ・バルニフィカス
- ▶炎症部位：皮下組織〜筋膜
- ▶症状：発熱，激痛
- ▶身体所見：触るとかなり痛い（※進行すると紫斑や壊死が進行）
- ▶治療：デブリードマン，抗菌薬

起因菌

　蜂窩織炎に類似します．ただし，混合感染がみられたり，特殊な菌も絡んだりすることがあるため，やや複雑です．

症状＆身体所見

　進行すれば誰でも「これはヤバイ！」という見た目になります．そのため，その段階で見逃すことはほぼありません．

　問題なのは，派手な皮疹が出現していない初期段階です．壊死性筋膜炎は致死的な疾患の 1 つなのでできるだけ迅速な対応が望まれますが，初期の初期ではなかなか診断が難しいことも事実です．唯一の手がかりといわれているのは，視診と触診のギャップです．見た目が正常のわりにかなり痛がっているという場合には必ず鑑別に挙げなくてはいけません．深い部位の感染であるため，皮膚所見が出るのに時間がかかることも納得でしょう．どうしても皮膚所見が何もないと甘くみてしまいがちですが，こういう疾患もあるということを常に頭の片隅においておくことが大切です．救命できるかどうかは皆さんにかかっているといっても大げさではありません（皮疹が軽いときの誤診率は 80 ％以上）．

治療

　抗菌薬は大切ですが，あくまで大切なのはソースコントロールになります．そのため，まずは**デブリードマン**を行い，壊死組織を除くのが先決です．

　抗菌薬の選択としては起因菌を考慮すると蜂窩織炎と同様にセファゾリン（CEZ）でいいように感じるかもしれませんが，致死的な疾患で猶予がないため，最初から**カルバペネム系**を使用すべきといわれている数少ない疾患の1つです．

　また，毒素を抑える効果を狙って**クリンダマイシン（CLDM）**を併用することもありますが，これについては余裕があれば覚えておく程度でいいでしょう．

---

column

ビブリオ・バルニフィカス

　起因菌にさらっとでてきたビブリオ・バルニフィカスという菌．海水で増殖しやすいため，汚染された魚介類を食べたり，海で遊んでいるときに傷口から侵入して，発症します．健常者では下痢などの消化器症状を起こす程度ですが，**免疫不全者（特に肝不全者）では稀に壊死性筋膜炎の起因菌となる**ため，覚えておきたい細菌の1つです．島国日本ではときどき報告があるので，頭の片隅に置いておきましょう．抗菌薬の選択としては**カルバペネム系＋テトラサイクリン系**が1st choiceです．

🖐 丹毒

▶炎症部位：真皮
▶起因菌：**A群β溶連菌**
▶症状：発熱，**境界明瞭**な紅斑
▶治療：抗菌薬

起因菌

主に **A群β溶連菌** が起因菌になります．

症状

発熱に加えて，局所の炎症症状をきたします．蜂窩織炎との主な違いは，紅斑が**境界明瞭**であることと**盛り上がりにくい**ことです．

治療

A群β溶連菌はペニシリン系に100％感受性があるため，丹毒と自信をもって診断できるときには**ペニシリンG（PCG）**を最初から使っても OK. ただし，下肢にできた場合は丹毒か蜂窩織炎か鑑別が難しいこともあるので，その際には**セファゾリン（CEZ）**を使用するほうが無難でしょう．

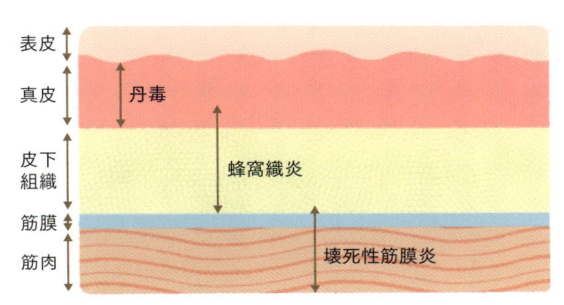

図 4-2　皮膚軟部組織感染症のイメージ

天沢が
研修医時代に
感じたこと

見た目じゃない大切さ

「見た目で判断してはいけない」

入職したての頃に上級医から口酸っぱくいわれたことでしたが，だいたいは見た目通りなものです．というのも，元気そうにしていれば実際に元気なことが多いし，具合が悪そうだと実際に悪いことがやはり多いのです．

タイトルを見た人は「あーどうせ，元気そうに見えたけど実際にはこんなこともあった！ 気をつけろ!! みたいな内容だろ」と予想した読者の方もいるかと思いますが，研修中に最も騙された！ と感じたエピソードを聞いてください．

深夜 2：00．働き始めて半年くらい経ち，一通りのことはできるようになりつつあり，自信もでてきた頃の話．糖尿病の既往がある 68 歳女性の胸痛．寝ていたときに突然胸の痛みと冷汗を自覚．その後は歯が痛くて眠れなくなったため来院したとのことでした．

すぐさま心電図をとりましたが，心電図変化なし．右側誘導も追加したけど N.P.（No Problem）．病歴からは AMI が明らかだったので，すぐに循環器科 call．しかし，別な患者さんの緊急カテですぐには対応できないと．他病院の転送も検討しつつ，採血や心エコーなどを行いました．心エコーでは壁運動低下，心囊水貯留，逆流など自分がみ

た範囲ではそれらの所見はなく，採血でも心筋逸脱酵素の上昇などの有意な所見は認めませんでした．

　不安定狭心症か？　と思いつつ，再度心電図を測定するもやはり変化なし．そうしていると胸の痛みが背部に移動し，右手がしびれてきたとの訴えあり．

　ダイセク（大動脈解離）!?　と焦り造影 CT を施行．結果は大動脈解離・肺塞栓症などを含めて所見なし．なにが起きているんだ??　と別に相談していた内科当直医と頭をひねっていました．そうこうしているうちに，突然右手の感覚が全くなくなってしまったと．呂律もどことなくおかしい感じになっており，意思疎通もうまくとれなくなってきました．

　…これは聞いたこともない難病なのでは??　と自分の知識に不安が生じ始め，頭部 CT/MRI を施行．結果は……特に所見なし．

　もはやお手上げ状態．患者さん本人にどう言おうか迷っていましたが，事実を伝えようと患者さんと家族のもとへ．……精査をしましたが，原因がハッキリしない．診た範囲では異常がないことを伝えた瞬間，

「あら，じゃぁあと半年間は無事に生きられるわね」

とケロッと復活．何事もなかったかのように，検査結果だけもってスタスタ帰っていきました．

後から知りましたが，その人は夜中に検診（？）目的で来院する有名人だったそうです．どこかの社長さんで，日中に受診できないからという理由であの手この手であらゆる検査を受ける達人なのだそうです．医者がどうしたら動くのか，目的の検査を受けるためにはどういう訴えをすればいいのかをよく知っているそうです．

一緒に悩んでくれた内科当直医に謝罪．
カテの用意をしてくれていた循環器科医に謝罪．
転送先の医師に謝罪．
周りで手伝ってくれたスタッフに謝罪．

本来，患者さんに何もなかったことは喜ばしいことなのですが…．この日，臨床って本当に奥が深いな……と痛感させられた1日となりました．

11 関節炎

見逃すと予後不良

👆 化膿性関節炎

▶起因菌：黄色ブドウ球菌
▶症状：単関節炎
▶身体所見：自動痛・他動痛あり
▶検査：関節穿刺
▶治療：抗菌薬

起因菌

　整形外科領域の感染症の多くは黄色ブドウ球菌が起因菌になると覚えておくといいと思います．

症状＆身体所見

　1つの関節がボコっと腫れて熱感を伴うときは，本症を必ず鑑別に挙げましょう．本物の関節炎であれば自分で動かしても他人に動かされても，同様に痛いというのが特徴的所見になります．

検査＆治療

　疑ったら関節穿刺をするしかありません．実際に顕微鏡をみて，グラム陽性球菌が見えたら確定です．緊急入院し，6〜8週間程度セファゾリン（CEZ）で治療を行います．もちろん，MRSAだとわかった場合はバンコマイシン（VCM）で治療を行います．

12 感染性心内膜炎
鑑別から絶対外さないこと

> ## 👆 感染性心内膜炎（IE）
>
> ▶起因菌：緑色レンサ球菌，黄色ブドウ球菌，腸球菌，HACEK
> ▶リスク：先天性心疾患，弁膜症，中心静脈カテーテル
> ▶症状：発熱
> ▶合併症：脳梗塞，脾梗塞，腎梗塞，うっ血性心不全
> ▶身体所見：Osler 結節，Janeway 発疹，点状出血，爪下線状出血
> 　　　　　聴診で心雑音
> 　　　　　眼底検査で Roth 斑
> ▶検査：血液培養，心エコー（疣贅）
> ▶治療：抗菌薬，手術

起因菌

　起因菌によって抗菌薬の選択はもちろんですが，予後や臨床像も異なるため，IE では起因菌ごとの特徴をつかんでおくことが大切です．

　1番多いのは緑色レンサ球菌であり，これをベースにイメージをつけるといいでしょう．亜急性の経過をたどり，だらだら発熱が遷延して病院に来るというのが典型的です．腸球菌も似たような経過をたどります．

　次に，急性の経過をたどり，予後も悪い（合併症が多い）とされる黄色ブドウ球菌について．昨日までは発熱だけだったのに，一気に病状が悪化して，ド派手な臨床経過をたどることが多い菌です．

　以上はグラム陽性球菌でしたが，ごく稀に HACEK と呼ばれるグラム陰性桿菌が原因になることがあります．HACEK は *Haemophilus*, *Aggregatibacter*, *Cardiobacterium*, *Eikenella*, *Kingella* の頭文字を集めたもので，**血液培養に生えにくい**という特徴があります．IE を診断する

うえで血液培養が陽性かどうかというのは key point になってくるので，臨床的に IE を疑っているのに全然血液培養が生えてこないときには HACEK を疑うといいでしょう．

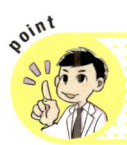

point

IE の血液培養がなかなか生えない→診断 miss or HACEK

症状＆合併症

　特異的な局所症状に欠けるため，意識していないと診断できない疾患の1つです．少し前までは**不明熱の原因**としてよく話題に上がっていましたが，広く認知されるようになり徐々に診断率も上がってきているんじゃないかと体感しています．どのような所見があるかは次の身体所見で学ぶことにしましょう．

　合併症としては心不全と梗塞の2つをおさえておきましょう．前者は手術適応に，後者はリハビリなども含めてどのように社会復帰するかに大きく関わってきます．黄色ブドウ球菌ではこれらの合併症が起きやすいことに留意しておいてください．

身体所見

　まず最も key となるのが新規の心雑音です．発熱の focus がハッキリしないときは，念入りに聴診をしましょう．**MR もしくは AR 様の雑音**が聴こえたときには積極的に疑い，精査をすべきでしょう．

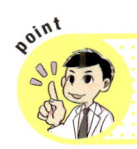

point

発熱 ＋ 新規の MR/AR 様雑音→ IE を疑おう！

IE を疑ったら，手と眼も必ずチェックします．手の所見は Osler 結節，Janeway 発疹，爪下線状出血が出ることで有名です．Osler 結節は指先にできる**有痛性の皮疹**で，Janeway 発疹は**無痛性の皮疹**です．眼の所見は点状出血と Roth 斑の 2 つ．ただ，後者の Roth 斑は国試的に有名だと思いますが，眼底の所見なのでなかなか研修医のうちにはハードルが高いのも事実です．それに比べて点状出血はいつも貧血をみているところをよーく探せばいいだけなので，こちらを丹念に探すといいでしょう．

検査

　IE の診断に必要なのは血液培養と心エコーの 2 つです．IE を疑えば**血液培養は 3 セット採取**が must．心エコーは TTE と TEE の 2 つの手段があります．**TTE は経胸壁心エコーのことで簡便ですが感度が 65％と除外にはイマイチ**．見えたらラッキー！　くらいのスタンスでしょう．本気で探すなら TEE，つまり経食道心エコーを循環器科にお願いします．ただ，**TEE をしても感度は 90％**．TEE で疣贅（菌の塊）がハッキリしないとしても，臨床所見で IE を疑っていれば安易に否定しないほうが安全です．

治療

　治療の遅れは予後を悪くしてしまう可能性があるため，最初から広めにカバーしておくのが無難です．1 つひとつ検討していきます．

　緑色レンサ球菌はほぼなんでも効くのでとりあえず OK．黄色ブドウ球菌は MRSA まで考慮する必要があるのでバンコマイシン（VCM）が必要．腸球菌にはアンピシリン（ABPC）が特効薬だけどバンコマイシン（VCM）が入っているのでカバー OK．ゲンタマイシン（GM）をシナジー効果狙いで追加しても良し．HACEK もカバーするならセフトリアキソン（CTRX）が必要．以上をまとめるとバンコマイシン（VCM）＋セフトリアキソン（CTRX）で開始するのが妥当です．

　もちろん，緑色レンサ球菌とわかればペニシリン G などに適宜 de-escalation していけばいいでしょう．

　また，手術適応を知っておくことも大切．これによって循環器内科に相談するのか心臓血管外科に相談するのか，方針が大きく異なりますからね．絶対に覚えておきたい手術適応が**心不全合併**と **10 mm 以上の疣贅**の 2 つです．ほかにもありますが，それらについては『使いこなす』編で学んでいきましょう．

手をにぎる

　著者は診療をするときは必ず**手から診る**ようにしています．IEはもちろんですが，強皮症などの皮膚疾患，末梢循環の程度，普段の栄養状態など多くの情報を得られるからです．見慣れてくると，その人の人と成りまでわかるようになってきます．一流クラブのホステスさんなど人をみるプロの人たちは手をみただけで，その人は仕事ができるか，異性にモテるのかが一目瞭然だそうです．さすがにそこまではわかりませんが，それくらい手というのは重要なファクターなのです．

　しかし，患者さんは診察において**手が重要だとは夢にも思っていない**わけですよ．なので，診察するときには必ず一声かけるのを忘れてはいけません．

　24歳女性．発熱day 1で来院．既往は特になく，家族歴も特記事項なし．妊娠の可能性は100％ないとのこと．

　focusとなるような所見に乏しく，病歴・身体所見でしぼるのは厳しそう．そんなとき，IEは忘れまいとして，手をさっとつかんで皮疹がないか入念に調べたり，目をよーくみたりしました．その日は結局診断がつかず，経過観察することに．

　翌日follow upし，咳・鼻汁が出現，上級医が診察し，急性上気道炎の診断となりました．

　ここまではよかったのですが，これが全ての始まりだったのです．翌日より，自分が当直をしていると必ずその女性が現れるようになりました．「お腹が痛い」「頭が痛い」「手足がしびれる」などコロコロ変わる訴えで，何度も何度も．

　手をギュッとつかむという行為は**勘違いを生む**ことがあるというのを皆さんに覚えておいて欲しいと思います．あと，パートナーと来ているときも要注意！ けっこーマジでムッとされたことがあります（笑）．ま，当たり前か（^^;）．やっぱり**適切な声掛け**が重要ですよね．なんのために診察しているのかというのを伝えれば，きちんと納得してもらえると思います．

13 その他

よく出会う感染症はまだある

血管内カテーテル関連感染症（CRBSI）

クルブシと略して読みます．catheter-related blood stream infection の頭文字を略したもので，起因菌はブドウ球菌（CNS, 黄色ブドウ球菌）が主ですが，ときどきカンジダやグラム陰性桿菌も原因となります．

何らかのカテーテルが挿入されているときは常に考慮すべき疾患であり，逆にいえば常日頃からどういったデバイスが患者さんに入っているのかを忘れてはいけないといえます．

身体所見として重要なのは，刺入部の発赤・腫脹です．ただハッキリしないことも多いため，実際には抜去して経過をみないとわからないことの方が多いです．ほかの感染症を除外し，血液培養3セット（＋カテ先培養）が陽性であったときに診断できます．

治療はまずカテ抜去が原則．抗菌薬は CNS の多くがペニシリン系耐性であり，MRSA の可能性もあるため，バンコマイシン（VCM）が1st choice です．

好中球減少時の発熱（FN）

好中球数が 500/μL 以下のときの発熱を FN と呼びます．白血球数ではなく，きちんと好中球数でカウントしましょう．

血液疾患に対して化学療法を行っているときが最も多いシチュエーションになります．感染巣を見つけ出す努力はいつもどおり行いますが，残念ながらわからないことも多いといわれています．

1番多い起因菌は黄色ブドウ球菌ですが，1番致死的なのは緑膿菌を含めたグラム陰性桿菌なので，1st choice はより後者に重きを置いたセフェ

ピム（CFPM）になります．それでも効かなければ**カルバペネム系**，**ピペラシリン / タゾバクタム**（PIPC/TAZ），**バンコマイシン**（VCM）などを使用しましょう．

手術関連感染症（SSI）

入院中に多い感染症は，CRBSI，CAUTI，SSI，VAP，*C. difficile* の 5 つといわれています．CAUTI とは尿道カテーテル由来の尿路感染症のことで，CRBSI は先ほど学んだばかりですね．VAP は人工呼吸器関連肺炎のことです．

CRBSI と CAUTI はカテーテルが入っていれば常に考慮するべき疾患ですが，SSI は**手術後の発熱**で必ず考慮する疾患です．上記からわかるように入院中の感染は基本的に医原性であるということを肝に銘じておくといいでしょう．

お疲れさまでした！『使いこなす』編でまたお会いしましょう!!

付　録

1 抗菌薬キャラ完全版

　説明だけでは記憶に定着しにくい！という方は，ぜひキャラクターたちの一覧を参照し，イメージをつかんでください．案外こちらの方がスムーズに理解できるかもしれません．

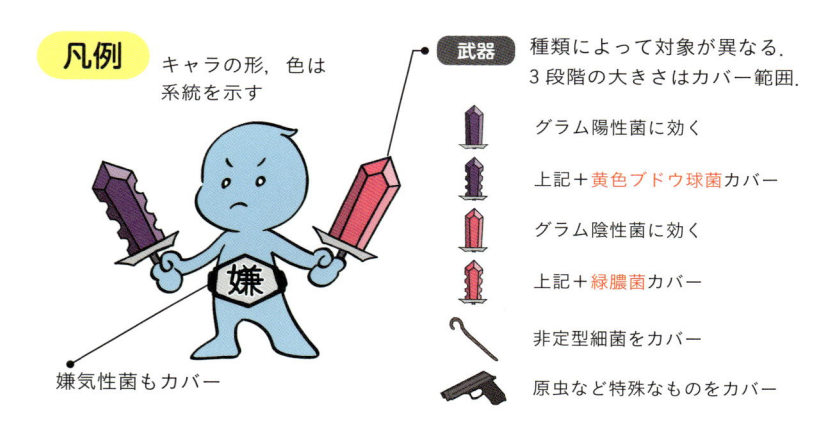

凡例 キャラの形，色は系統を示す

武器 種類によって対象が異なる．3段階の大きさはカバー範囲.

- グラム陽性菌に効く
- 上記＋黄色ブドウ球菌カバー
- グラム陰性菌に効く
- 上記＋緑膿菌カバー
- 非定型細菌をカバー
- 原虫など特殊なものをカバー

嫌気性菌もカバー

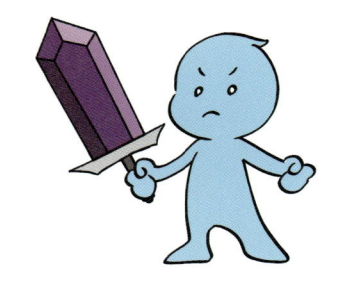

ペニシリンG（PCG）

黄ブ菌を除けば，グラム陽性球菌に対する攻撃力は今でも健在.

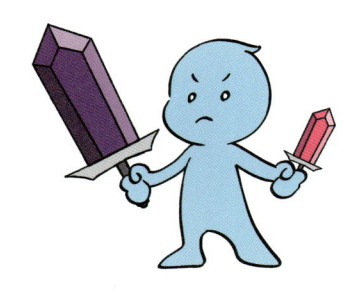

アンピシリン（ABPC）

少しだけ進化したペニシリン．一部のグラム陰性菌のカバーが加わった.

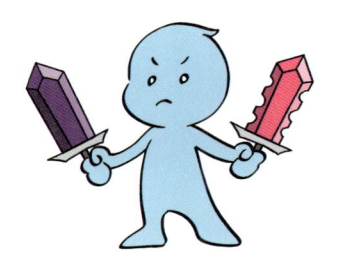

ピペラシリン（PIPC）

アミノペニシリンがさらに広域となり，緑膿菌もカバー．対緑膿菌決戦型．

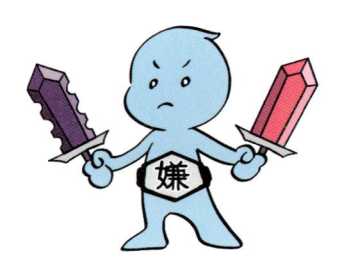

アンピシリン/スルバクタム（ABPC/SBT）

嫌気性菌にも効く広域抗菌薬の1つ．

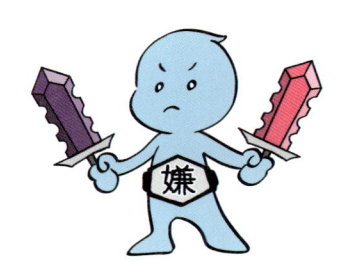

ピペラシリン/タゾバクタム（PIPC/TAZ）

緑膿菌カバーも加わった御三家の1つ．

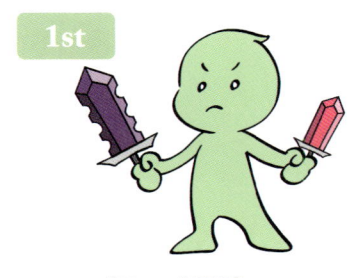

セファゾリン（CEZ）

セフェム系第1世代の代表．MSSA に対して第一選択薬．

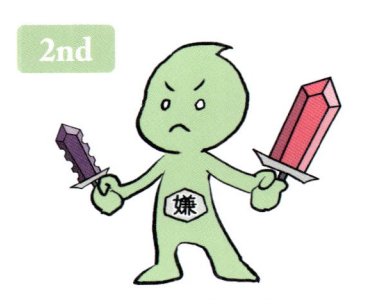

セフメタゾール（CMZ）

セフェム系第2世代の1つ．腹腔内感染症によく用いられる．

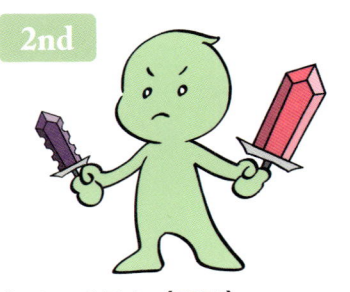

セフォチアム（CTM）

セフェム系第2世代のもう1つ．軽症の common diseases に使われる．

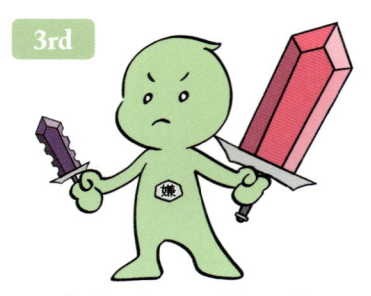

セフトリアキソン（CTRX）

セフェム系第3世代の代表．
common diseases に使われる．

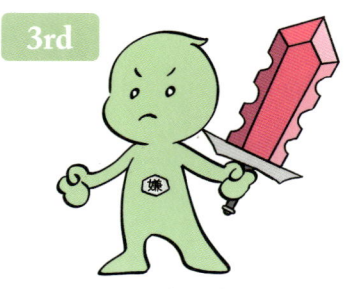

セフタジジム（CAZ）

セフェム系第3世代のもう1つ．対緑膿
菌用．GPC にはほとんど効かない．

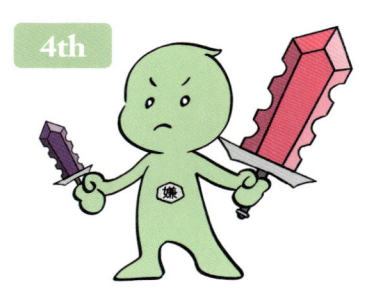

セフェピム（CFPM）

セフェム系第4世代の代表．PIPC/TAZ
と同じく，御三家の1つ．

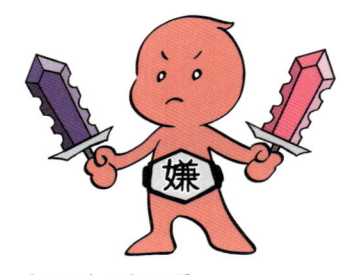

カルバペネム系

最強（？）と持て囃される御三家の1つ．
安易な使用は厳禁．

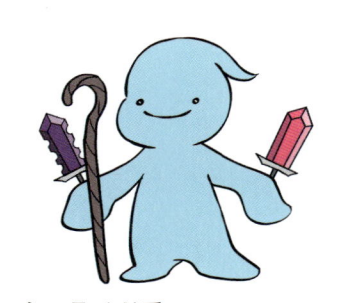

マクロライド系

非定型細菌がメインターゲット．実は
意外と広域．

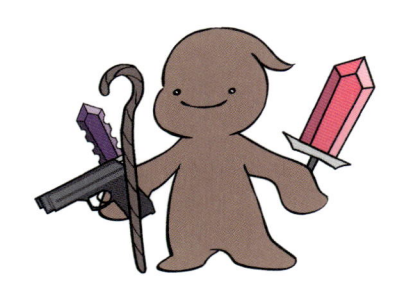

テトラサイクリン系

非定型細菌に加えて，マラリアなど特
殊なものにも効く．

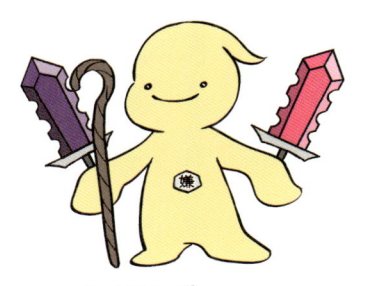

ニューキノロン系

カバー範囲はすごいが，逆にそれがデ
メリットでもある．

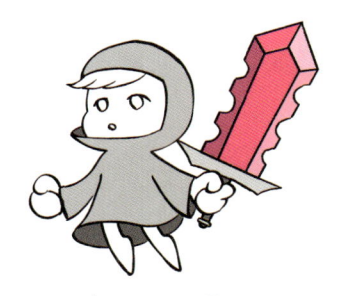

アミノグリコシド系

単体での使用よりも，ペニシリン系と
のシナジー効果を狙って使われる．

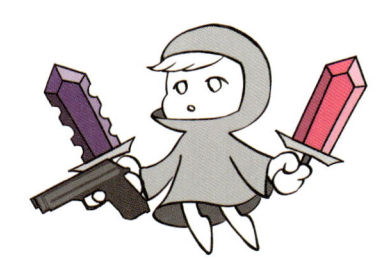

ST合剤 (Sulfamethoxazole – Trimethoprim)

限定的な使い方のイメージが強いかも
しれないが，実は広域抗菌薬の１つ．

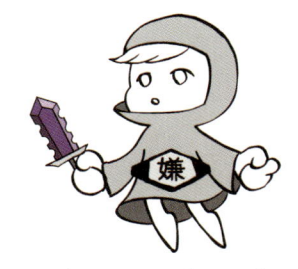

クリンダマイシン（CLDM）

横隔膜より上の嫌気性菌に有効．バクテ
ロイデスには耐性も多い．

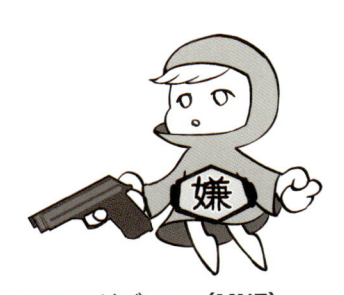

メトロニダゾール（MNZ）

横隔膜より下の嫌気性菌に有効．通常
の細菌にはほとんど効かない．

2 色と形で覚える菌

グラム陽性球菌（GPC）

ブ　連　腸

グラム陽性桿菌（GPR）

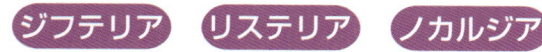

ジフテリア　リステリア　ノカルジア

グラム陰性球菌（GNC）

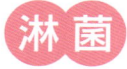 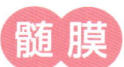 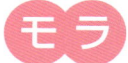

淋菌　髄膜　モラ

グラム陰性桿菌（GNR）

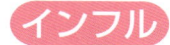 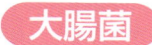 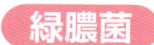 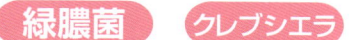

インフル　大腸菌　緑膿菌　クレブシエラ

3　各疾患の代表的な菌と抗菌薬

疾患名	主要な細菌	適応の抗菌薬
髄膜炎	肺炎球菌，インフルエンザ桿菌，髄膜炎菌，リステリア	CTRX＋VCM（＋ABPC）
中耳炎	肺炎球菌，インフルエンザ桿菌，モラクセラ・カタラーリス	AMPC
副鼻腔炎	肺炎球菌，インフルエンザ桿菌，モラクセラ・カタラーリス	AMPC
咽頭炎	A 群 β 溶連菌	AMPC
扁桃周囲膿瘍	A 群 β 溶連菌，嫌気性菌	ABPC/SBT
喉頭蓋炎	インフルエンザ桿菌	CTRX
肺炎	肺炎球菌，インフルエンザ桿菌，モラクセラ・カタラーリス，マイコプラズマ，クラミジア，レジオネラ	AMPC，CTRX，ABPC/SBT（＋AZM）
腹腔内感染症	polymicrobial	CMZ，ABPC/SBT
SBP	大腸菌	CTX
尿路感染症	大腸菌，プロテウス，クレブシエラ，緑膿菌	CTM，CTRX
尿道炎	クラミジア，淋菌	CTRX，AZM
PID	クラミジア，淋菌，嫌気性菌	CMZ＋DOXY
蜂窩織炎	黄色ブドウ球菌，A 群 β 溶連菌	CEZ
壊死性筋膜炎	黄色ブドウ球菌，A 群 β 溶連菌，嫌気性菌，ビブリオ	MEPM（＋CLDM）
関節炎	黄色ブドウ球菌	CEZ（VCM）
IE	緑色レンサ球菌，黄色ブドウ球菌，腸球菌，HACEK	CTRX＋VCM（＋GM）
CRBSI	CNS，黄色ブドウ球菌	VCM

索引

あ行

か行